O VERDADEIRO LIVRO DA MAGIA DOS AROMAS

MAGNETISMO E FORÇA DE PERFUMES, ESSÊNCIAS E DEFUMADORES

Produção Editorial
Pallas Editora

Revisão tipográfica
Wendell S. Setúbal
Maria Elizabeth Rossignol

Editoração eletrônica
Vera Barros

Capa
Pedro Gaia

Ilustrações de miolo
Renato Martins

CIP-BRASIL. CATALOGAÇÃO-NA-FONTE.
SINDICATO NACIONAL DOS EDITORES DE LIVROS, RJ

L665v Liber, Irene.
O verdadeiro livro da magia dos aromas: magnetismo e força de perfumes, essências e defumadores / Irene Liber; ilustrações de Renato Martins. – Rio de Janeiro: Pallas, 2005.
il.
Inclui bibliografia
ISBN 85-347-0377-9

1. Perfumes. 2.Essências e óleos essenciais. 3. Magia. I. Título.

05-1055 CDD 133.3
CDU 133.4

Pallas Editora e Distribuidora Ltda.
Rua Frederico de Albuquerque, 56 - Higienópolis
21050-840 - Rio de Janeiro - RJ
Tel/fax.:[21] 2270-0186
pallas@pallaseditora.com.br
www.pallaseditora.com.br

PALLAS

IRENE LIBER

O VERDADEIRO LIVRO DA MAGIA DOS AROMAS

MAGNETISMO E FORÇA DE PERFUMES, ESSÊNCIAS E DEFUMADORES

PALLAS

RIO DE JANEIRO
2005

SUMÁRIO

INTRODUÇÃO

Olhar, cheirar, ouvir, provar e tocar: assim se faz a magia da natureza. Entre todas essas formas de contato com o mundo, o olfato é talvez o sentido mais importante, e também o mais arcaico, ligado diretamente a centros instintivos do cérebro. Nas etapas iniciais do desenvolvimento do ser humano, o cheiro não é entendido, nem analisado nem criticado, embora já seja sentido.

Podemos entender, portanto, por que os aromas são um dos componentes mais importantes dos ritos de magia. Isto se deve ao fato de que eles exercem efeitos psicológicos que ajudam a alcançar os estados de consciência e emoção desejados pelos rituais mágicos. Na Gênese (8:20-21) é narrado que, quando terminou o dilúvio, Noé ofereceu um sacrifício ao Senhor e este, quando "... respirou um agradável odor ...", decidiu não mais amaldiçoar a terra. No Êxodo são descritas as instruções dadas pelo Senhor a Moisés acerca do "... sacrifício de agradável odor consumido pelo fogo ..." (29:41), do altar onde deveria ser queimado incenso todas as manhãs (30: 7-8) e sobre as misturas aromáticas para o óleo de unção e o perfume sagrado (30:22-38).

Essa foi a origem do uso dos perfumes nos rituais religiosos judaicos e cristãos: o próprio Senhor declarou seu desejo de que eles fossem utilizados em sua honra e para seu agrado. Mas os perfumes também foram usados em outras religiões, como a egípcia e a grega. O renascimento moderno de práticas mágicas inspiradas nessas tradições trouxe de volta o uso mágico dos aromas.

Cabe ressaltar que, como o uso mágico não depende dos efeitos farmacológicos das essências, não existe nenhum problema em se usarem produtos artificiais para esse fim, desde que eles sejam de boa qualidade, para que não provoquem problemas de saúde (como alergias e intoxicações). Em certos casos, inclusive, isso é o ideal, sendo a prática mais recomendada por grandes mestres de magia preocupados com a preservação da natureza.

Por exemplo, o almíscar, o âmbar cinzento e a algália são secreções de animais que precisam ser sacrificados ou agredidos para que apenas uma pequena porção de essência natural seja produzida. O almíscar é a secreção de uma glândula do veado almiscarado macho. Esse animal é nativo das encostas do Himalaia, principalmente do Tibé; sua caça indiscriminada, desde a Antiguidade – que incluía o extermínio de fêmeas e filhotes – quase o levou à extinção. O âmbar-cinzento é uma massa que se forma no intestino do cachalote (uma espécie de baleia), a partir de restos indigeríveis de cascas de crustáceos; embora eventualmente essas massas sejam regurgitadas, a indústria de perfumes exigiu por muito tempo a morte intensiva dos animais para extraí-las. A algália é uma secreção glandular retirada do gato-de-algália (civeta) macho ou fêmea; essa espécie, nativa da Ásia e da África, sofre muito para a extração da secreção, embora não precise necessariamente ser morta. Portanto, é muito melhor, nesses casos, usar a essência artificial ou combinações de aromas que podem ser encontrados em formulários de magia.

É freqüente, também, que uma essência seja rotulada como artificial, apenas por não ter sido retirada daquela planta específica cujo aroma pretende imitar; entretanto, ela é produzida pela mistura de produtos naturais, extraídos de outras plantas, de mais fácil obtenção e mais fáceis de cultivar, podendo, portanto, ser considerada um produto de origem natural.

Ao escolher aromas para uso mágico, é importante levar em conta a tradição com que você pretende trabalhar, porque por vezes há diferenças importantes e até contradições entre algumas delas. Por exemplo, enquanto em muitas tradições a alfazema é consagrada a deusas e usada preferencialmente por suas filhas, devotas ou sacerdotisas, encontra-se ocasionalmente a afirmação de que, em uma ou outra tradição, esse aroma não deve ser usado por mulheres. Isso não deve ser tomado como um indicador de que uma ou outra tradição está errada, mas apenas de que elas usam simbolismos diferentes.

Ocorre, também, que algumas tradições usam tipos de ervas que outras rejeitam em seu arsenal de aromas, unicamente porque elas não fazem parte do conjunto de plantas tradicionalmente cultivadas e utilizadas pelo povo de onde se originou a tradição, geralmente por serem nativas de uma região distante. Aqui, também, o importante é escolher e seguir uma tradição determinada, e não acusar uma ou outra de erro, sem levar em conta que cada tradição que hoje conhecemos é o produto de muitos séculos de evolução da cultura de algum povo antigo.

PRIMEIRA PARTE

MODOS DE USAR OS AROMAS

Muitas pessoas pensam que os aromas só podem ser empregados magicamente sob a forma de defumadores (popularmente chamados de "incensos"); entretanto, existem várias outras maneiras de fazer o uso mágico dos aromas. Você pode, por exemplo, utilizar, como perfume, o aroma de seu signo astrológico ou espírito protetor, ou uma essência adequada para um determinado efeito que deseja obter, como será mostrado em capítulos subseqüentes. Pode também utilizar velas perfumadas, óleos, sabonetes, sachês etc.

Existem muitos produtos aromáticos prontos no comércio, com perfumes bastante variados; mas, se você não encontrar exatamente o que deseja ou necessita, ou se preferir preparar em casa seus produtos mágicos, isso pode ser feito utilizando ervas, essências, solventes (água, álcool, óleo) e bases (sabão etc.).

Às vezes, a pessoa pensa que não pode fazer esses preparados por não ter acesso ao equipamento especializado de laboratório; no entanto, este pode ser facilmente substituído por material caseiro.

Substitua os medidores (pipetas, vidros graduados) por um frasco graduado de cozinha, uma seringa grande e colheres-medida de culinária, além de providenciar uma balança de cozinha para pequenos pesos; para filtrar o perfume, use um coador bem fino,

FIGURA 1

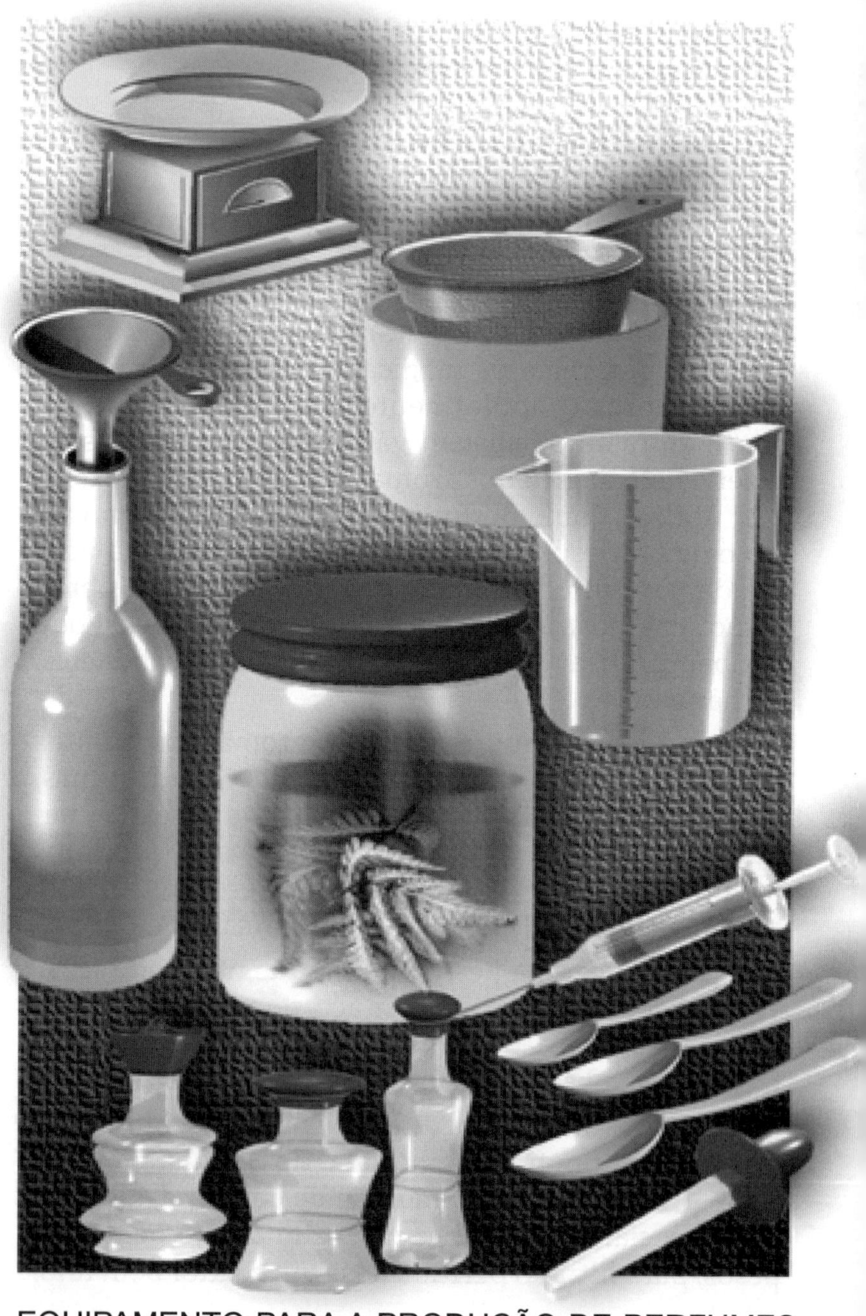

EQUIPAMENTO PARA A PRODUÇÃO DE PERFUMES

de preferência um funil plástico com coador interno, sobre o qual pode ser colocado um chumaço de algodão que reterá partículas sólidas (o coador é melhor para tinturas, pois a solução alcoólica demora muito a passar e muitas vezes entope o filtro de papel), ou uma base para filtro de café, reservada exclusivamente para esse uso (pois ficará impregnada com as essências), ideal para o preparo de soluções em água; para o preparo dos perfumes, use vidros de conservas bem lavados e reservados somente para esse fim.

As lojas de materiais para perfumistas (ou para produção artesanal de perfumes e sabonetes) vendem pequenos frascos para acondicionar perfumes, desde os mais simples e baratos, até os mais sofisticados; vendem também essências concentradas, fixadores e bases diversas (álcool, sabão etc.); lojas de artigos para festas e para produção artesanal de doces vendem forminhas de feitios variados, boas para a modelagem de sabonetes e velas.

Capítulo I
O AROMA PESSOAL

O aroma pessoal é como uma marca registrada que ajuda a compor sua personalidade. Quando você deseja expressar características de uma determinada divindade protetora ou de um determinado princípio mágico a que precisa se ligar, o perfume é um componente importante desse processo. Você pode usar sempre um mesmo perfume, que seja como uma impressão digital sua (o aroma de seu planeta regente, de seu orixá, de seu espírito protetor), ou poderá usar diferentes perfumes de acordo com o modo como se sente em um momento, ou com uma situação específica que precisa vivenciar (sintonizar a divindade de um dia da semana, preparar-se para realizar uma atividade sintonizando-se com a divindade que a rege).

Seja qual for a maneira como você irá preparar e empregar seus perfumes, use sempre um produto de boa qualidade e destinado especificamente ao uso cosmético (nunca os destinados à aromatização de ambientes e objetos) para evitar alergias ou intoxicações. Você pode perfumar-se de várias formas: aspergindo-se com perfumes, tomando banho com sabonetes perfumados, tomando banhos de cheiro (feitos com ervas) ou massageando-se com óleo perfumado.

1. PERFUME

Além das muitas variedades de perfumes prontos, com aromas simples ou misturados, existe à venda uma infinidade de essências concentradas que podem ser usadas para o preparo caseiro da combinação desejada de aromas.

Prepare seu perfume

Material:

Um litro de álcool de farmácia (de boa qualidade) ou de álcool de cereais; retire dele 150 ml (meça com um copo graduado) e utilize os 850 ml restantes;

10 ml de fixador para perfume (as lojas costumam vender um vidrinho já com a quantidade certa para a produção de um litro de perfume);

Essência (ou mistura de essências) na quantidade adequada (ver adiante); use uma seringa grande para medir;

70 ml de água filtrada (meça com o copo graduado);

Frascos para acondicionar o perfume.

Misture o álcool com o fixador, agitando bem. Acrescente a essência na quantidade necessária: se quiser fazer um extrato bem concentrado, use 100 ml; se quiser uma loção, use 60 ml; se quiser uma colônia bem diluída, use 30 ml.

Agite por uns cinco minutos. Guarde em lugar escuro por quatro dias. Acrescente a água e guarde em local escuro por mais três dias. Coloque no frasco adequado para uso. Guarde em local fresco e escuro.

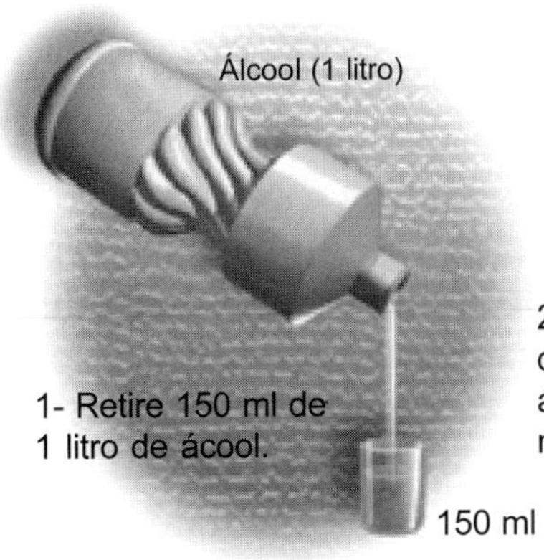

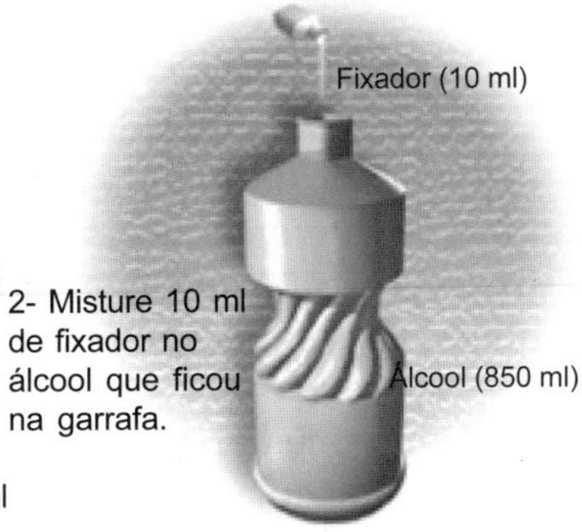

Misturando a essência:

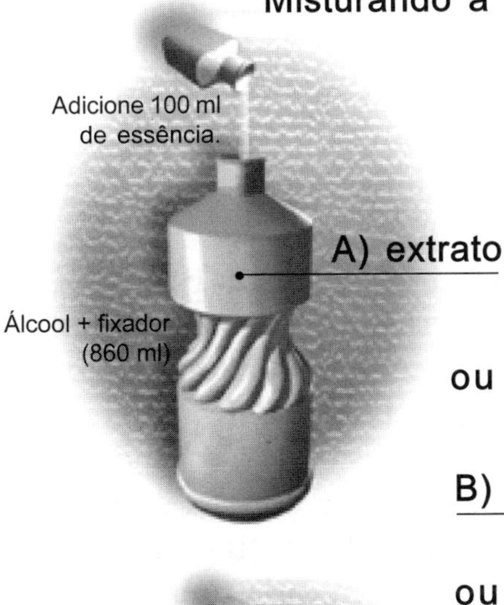

ou

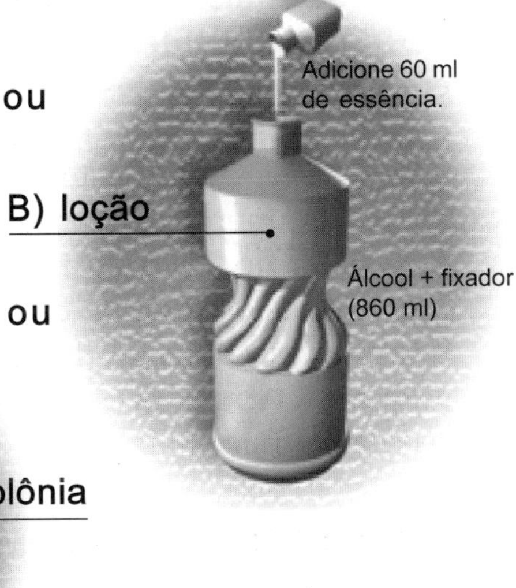

ou

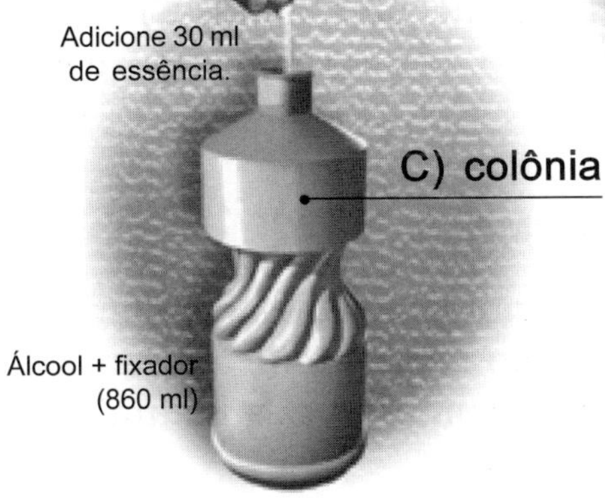

Fazendo perfumes (1)

Observações:

Como indicado anteriormente (ver figura 2), dependendo da quantidade de essência usada, você terá um tipo diferente de perfume, mais ou menos concentrado: o extrato, mais forte, dura muito tempo e é adequado para situações formais, em que sua "produção" pessoal deve durar várias horas; a loção tem uma duração intermediária; a colônia, a menos concentrada de todas as fórmulas, tem curta duração e é adequada para uso após o banho, como refrescante e desodorante.

Para fazer um perfume com uma mistura de essências, divida a quantidade total de essência a ser usada pelo número de essências que quer misturar. Por exemplo, se quiser fazer um litro de colônia (que precisa de 30 ml de essência) misturando três essências, use 10 ml de cada uma.

Se quiser preparar várias pequenas porções de perfumes diferentes, divida o álcool (já com o fixador) em vários recipientes e acrescente a quantidade adequada de essência a cada um. Para saber qual é essa quantidade, divida o total necessário de essência no mesmo número de porções em que dividiu o álcool. Por exemplo, se dividir o álcool em cinco porções iguais de 200 ml cada, coloque em cada uma delas a quinta parte do total de essência indicado na receita anterior (20 ml para o extrato, 12 ml para a loção, 6 ml para a colônia).

2. SABONETE PERFUMADO

Existem, no comércio, sabonetes feitos com alguns aromas comuns, como rosa, pinho, alfazema e benjoim; alguns são feitos com essências naturais, o

FIGURA 3

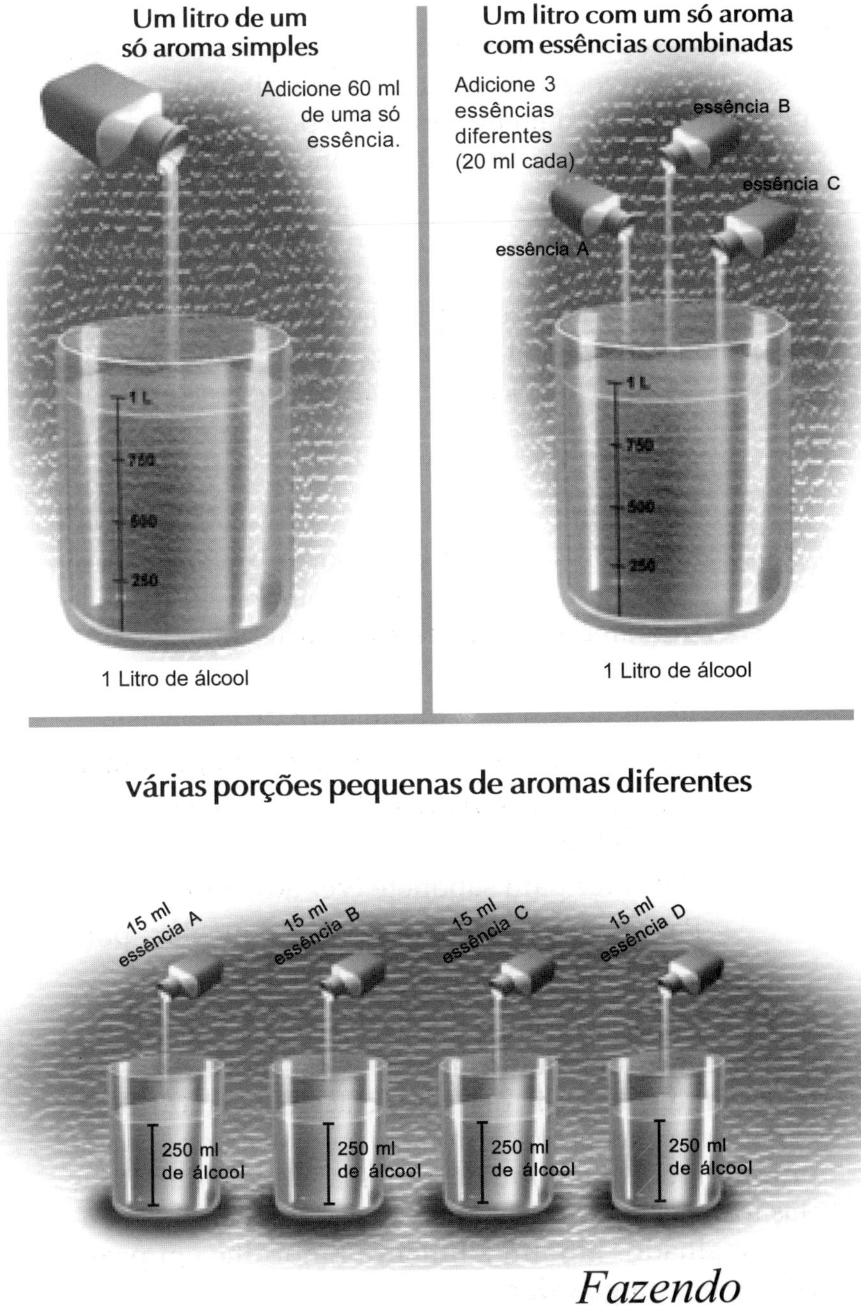

Fazendo perfumes (2)

que lhes proporcionam os efeitos terapêuticos dessas essências. Se você desejar um aroma diferente destes para produzir um efeito terapêutico ou mágico específico, produza seu próprio sabonete usando sabão neutro e essência.

Neste caso você também terá a vantagem de poder criar sabonetes nas cores e nas formas simbólicas adequadas ao ritual que deve realizar, como as associadas aos planetas, aos signos etc.; você encontrará essas informações em capítulos posteriores.

Prepare seu sabonete

Material:

500 g de sabão de coco ou de glicerina, sem perfume nem corante (compre em lojas de materiais para produção artesanal de sabonetes);

10 ml de essência ou mistura de essências;

Uma colher de chá de fixador para perfume;

Fôrmas para sabonete do tipo desejado (ver adiante);

Cortador para sabonete (ver adiante);

Papel celofane (de preferência incolor, para não largar tinta no sabonete).

Pique ou rale o sabão. Derreta-o em banho-maria com um pouquinho de água. Fora do fogo, acrescente o fixador e a essência, misturando bem. Coloque a massa em forminhas e deixe secar (à sombra) até poder manipular a massa; depois de retirar das fôrmas, deixe os sabonetes secarem mais um pouco, espalhados em um tabuleiro. Embrulhe em papel celofane para guardar.

Observações:

O sabão de coco é de uso geral, sendo empregado pela indústria de cosméticos para a produção de grande parte dos xampus e sabonetes existentes no comércio. O sabão de glicerina é mais adequado para as peles muito secas; é usado também por razões estéticas, pois produz um sabonete transparente que pode, inclusive, ter algum objeto visível em seu interior (o símbolo de um signo, um anjinho etc.).

A fôrma usada pelas fábricas de sabão cortado em tijolos costuma ser uma caixa semelhante às de frutas; você pode usar um tabuleiro de bolo forrado com filme plástico. Depois de seca, corte a massa em quadrados. Se preferir, coloque a massa em forminhas individuais.

Para fazer sabonetes redondos, use como fôrma um pedaço de cano plástico (para água ou esgoto), medindo cerca de 30 cm de comprimento e com o diâmetro desejado; depois que a massa secar, use um pedaço de cabo de vassoura (ou algo semelhante) para empurrá-la por uma das extremidades para fora do cano e corte o rolo de sabonete em fatias da largura desejada.

A melhor forma de cortar os sabonetes (quadrados ou redondos) é fixar a placa ou o rolo de sabonete sobre uma base e cortar em quadrados ou fatias, usando um fio de náilon forte ou de metal (corda de violão ou cortador de isopor não aquecido), bem esticado, como guilhotina.

Para fazer sabonete líquido (se preferir usá-lo desta forma) ou xampu, use 250 ml de água para dissolver os 500 g de sabão, em vez de derretê-lo quase

FIGURA 4

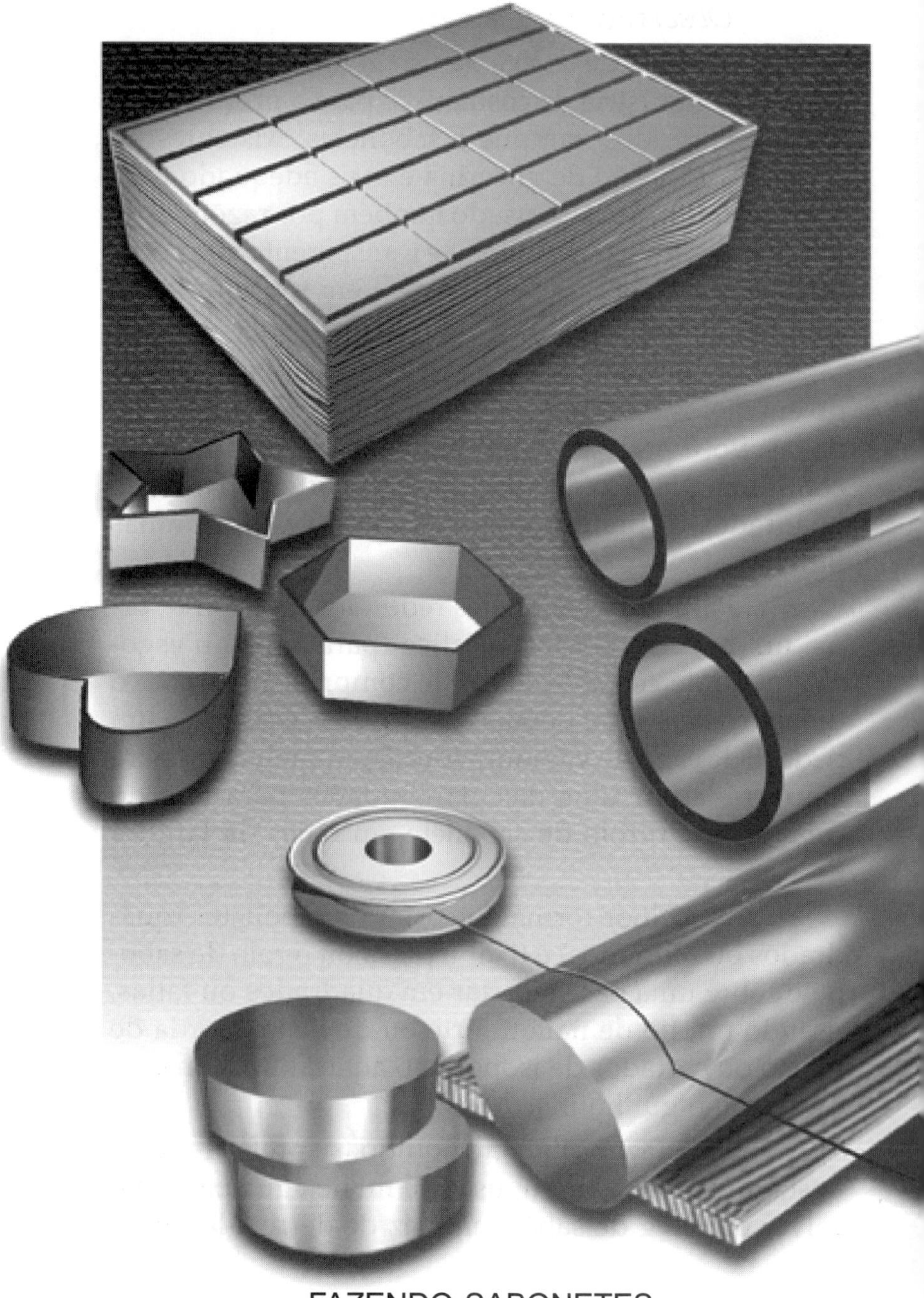

FAZENDO SABONETES

sem água; misture o fixador e a essência e guarde imediatamente em um frasco limpo e bem fechado, sem deixar secar.

3. BANHO DE CHEIRO

O banho de cheiro é uma das mais fortes tradições das religiões sincréticas brasileiras, tanto de origem africana quanto ameríndia. O mais conhecido e usado (fora dos rituais mais secretos dessas religiões) é o banho de descarga; mas existem banhos destinados a atrair forças espirituais e obter certos efeitos mágicos. Qualquer que seja sua finalidade, o banho de cheiro sempre deve ser precedido por um banho comum completo, em que a cabeça deve ser lavada. Geralmente, o banho de cheiro é aplicado somente do pescoço para baixo; não deve ser enxugado, o corpo deve secar naturalmente. O máximo que se pode fazer é retirar o excesso de líquido com uma toalha limpa ou um pedaço de toalha de papel.

O banho de cheiro pode ser preparado de várias formas: com ervas frescas, sachês ou tinturas.

Banho com ervas frescas maceradas

É o modo mais usado pelos rituais religiosos. As ervas, colhidas de acordo com rituais cuidadosos para que não percam seu poder mágico, são picadas (sempre com as mãos, nunca com instrumentos de corte) e misturadas com água fria. Depois de ficar macerando por algum tempo, o banho é empregado, e a seguir as ervas são despachadas em lugar adequado (mata, água etc.).

Mesmo que seu banho não necessite seguir todas as regras rituais, você pode prepará-lo desta forma, desde que seja a mais conveniente para você.

Prepare seu banho de ervas

Material:

Um punhado de cada uma das ervas a serem usadas;

Dois litros de água;

Um alguidar de barro ou louça, usado somente para este fim.

Lave as ervas. Coloque a água limpa no alguidar. Vá picando as ervas e amassando-as bem com as mãos, dentro da água. Enquanto faz isso, faça as orações e os pedidos adequados. Na hora de usar, alguns recomendam que não se coem as ervas, mas que elas sejam recolhidas, para despachar, do piso onde caíram, depois de passarem pelo corpo junto com a água. Outros, entretanto, não vêem mal em que o líquido jogado sobre o corpo já esteja coado e que as ervas estejam guardadas para serem despachadas depois.

BANHO COM SACHÊ DE ERVAS

Para facilitar o preparo do banho, algumas tradições recomendam fazer um saquinho de pano com as ervas, o que auxilia a limpeza posterior. Depois de tomado o banho, essas ervas são despachadas em lugar adequado, sem o pano do saco, que pode ser reutilizado para o mesmo fim.

Essas mesmas tradições (geralmente originárias de países frios) preparam o banho como infusão em água quente, em vez de simplesmente deixar as ervas macerando na água fria. A vantagem é a maior rapidez no preparo.

Prepare seu banho de ervas

Material:

Um punhado de cada uma das ervas a ser usadas;

Dois litros de água;

Uma panela;

Um retalho de pano branco limpo (algodãozinho, morim ou gaze).

Leve a panela com água ao fogo, até ferver. Coloque as ervas dentro do pano e amarre suas pontas, formando uma trouxinha (se preferir, amarre as pontas juntas com linha ou barbante). Coloque-a dentro da panela com a água fervente. Desligue o fogo e deixe a água esfriar com a trouxinha dentro. Na hora de usar, retire a trouxinha de dentro da panela e despeje no corpo apenas a água.

Banho com tintura

Existem, no comércio, algumas tinturas prontas, com os aromas adequados a diversas finalidades mágicas. Essas tinturas devem ser simplesmente misturadas à água a ser usada no banho; não há nenhum resíduo de ervas a despachar. Se preferir, ou se não encontrar a mistura desejada, você pode fazer a tintura em casa, macerando em álcool as ervas que quiser. Na hora de usar, despeje 50 a 100 ml (conforme a tintura tenha ficado mais ou menos concentrada) em dois litros de água.

Prepare sua tintura

Material:

100 g das ervas a serem usadas (uma só erva ou uma mistura delas);

Um litro de álcool de farmácia de boa qualidade;

Um vidro de boca larga, com tampa.

Limpe e pique as ervas. Coloque-as dentro do vidro, junto com o álcool; tampe bem. Guarde o vidro em lugar escuro por duas semanas. Coe a tintura e ponha-a dentro do frasco em que veio o álcool. Guarde em local escuro e fresco.

Observações:

Compre as ervas já na quantidade certa, em lojas que usem balança eletrônica, que permite pesar pequenas quantidades com precisão; ou compre uma balança de cozinha para pequenos pesos, para poder pesar em casa suas misturas de ervas.

Se quiser preparar apenas uma pequena quantidade de tintura, divida as porções acima para atingir as quantidades desejadas; por exemplo, use 20 g de ervas para 200 ml de álcool.

Para fazer uma mistura de ervas, divida a quantidade total pelo número de ervas a usar; por exemplo, para completar 100 g com uma mistura de quatro ervas, use 25 g de cada uma.

4. ÓLEO PERFUMADO

É usado para massagens ou para perfumar o cabelo. Pode ser preparado pela maceração de ervas ou pela adição de essência ou tintura ao óleo vegetal. Qualquer óleo vegetal é adequado para esse fim; o que deve ser levado em conta é, principalmente, a ausência de cheiro que possa interferir no aroma da essência, além da finura do óleo, para que ele não forme uma camada gordurosa desagradável sobre a pele. Os óleos mais tradicionalmente usados em cosméticos, por sua delicadeza, são os de amêndoa e de coco.

Prepare seu óleo perfumado

Material:

Um litro de óleo vegetal;

15 ml de essência (ou mistura de essências);

Um frasco de boca larga, com tampa.

Misture o óleo com a essência. Deixe repousar por uma semana em lugar escuro e fresco.

Observação:

Se quiser fazer seu óleo aromático usando uma tintura feita em casa, a partir de ervas frescas, ou as próprias ervas diretamente maceradas no óleo, misture-as somente quando for usar o produto, preparando no máximo a quantidade necessária para dois ou três dias e guardando a sobra na geladeira, pois este produto fica rançoso rapidamente.

Capítulo II
O AROMA AMBIENTE

Existem várias formas de se perfumar um ambiente: espalhando sachês aromáticos, queimando defumadores ou produzindo vapores a partir de essências líquidas.

1. SACHÊS

Podem aromatizar o interior de um armário ou todo o ambiente de uma sala. Soltam apenas o aroma no ambiente, sem produzir fumaça nem exigir qualquer equipamento especial. Podem ser de dois tipos: feito com ervas ou com um material impregnado de perfume.

Sachê de ervas

Consiste em um saquinho de pano fino ou um potinho cheio com ervas perfumadas. Existem, no comércio, misturas de flores e ervas preparadas para este fim, com a adição de essências e fixadores que fazem com que o perfume dure por um bom tempo. Entretanto, nem sempre seu perfume é tão agradável quanto o de uma especiaria natural, por exemplo. Se preferir, aromatize uma porção de erva seca (palha, flores etc.) com a essência de sua preferência, lembrando sempre de acrescentar algumas gotas de fixador;

ou prepare em casa uma mistura das especiarias de sua preferência. Algumas ervas, como o capim-cheiroso, o cravo e a canela, prestam-se bem para o preparo caseiro desses sachês.

Prepare seu sachê de ervas

Material:

Uma porção de ervas secas perfumadas;

Potinhos abertos (de vidro, barro, metal, plástico) ou retalhos grandes (quadrados ou redondos) de filó, morim ou algodãozinho, de trama bem aberta;

Fita na cor desejada (se for usar tecido).

Se for usar potinhos, encha-os com a mistura de ervas. Se usar pano, coloque uma boa porção de ervas no meio do retalho; junte suas pontas, como se fosse fazer uma trouxinha, e amarre com um pedaço de fita.

Coloque dentro do armário ou sobre um móvel (ou pendure usando uma alça de fita). Quando o perfume desaparecer, renove as ervas.

Observações:

Esse material deve ficar muito bem seco, pois as ervas podem mofar com facilidade, perdendo seu aroma agradável.

Se preparar esses sachês para guardar por algum tempo antes de usar, embrulhe cada um com celofane, para que o aroma não desapareça.

SACHÊ DE PERFUME

Consiste em uma porção de material absorvente, molhado com o perfume desejado e fechado em um saquinho de pano. Você pode usar um perfume já pronto ou a mistura de essências que desejar; neste último caso, lembre-se de adicionar fixador, para que o aroma dure bastante tempo.

Prepare seu sachê

Material:

Um frasco do perfume de sua preferência ou da essência desejada;

Um vidrinho de fixador de perfume (se for usar a essência);

Uma porção de algodão de farmácia ou de serragem grosseira (obtida em serrarias);

Retalhos de tule ou algodãozinho nas cores desejadas;

Agulha, linha e tesoura;

Fita fina na cor desejada.

Faça saquinhos de pano no feitio desejado: corações, estrelas, almofadinhas, bichinhos etc. Se quiser, utilize os moldes anexos (figura 5). Faça uma fotocópia da página, ampliando-a até o tamanho desejado, e recorte os moldes. Corte duas vezes cada peça, no tecido escolhido. Costure as duas peças juntas pelo avesso, deixando uma abertura; vire para o lado direito do tecido e recheie.

Se for usar algodão, separe-o em chumaços de tamanho adequado para encher os saquinhos e ume-

FIGURA 5

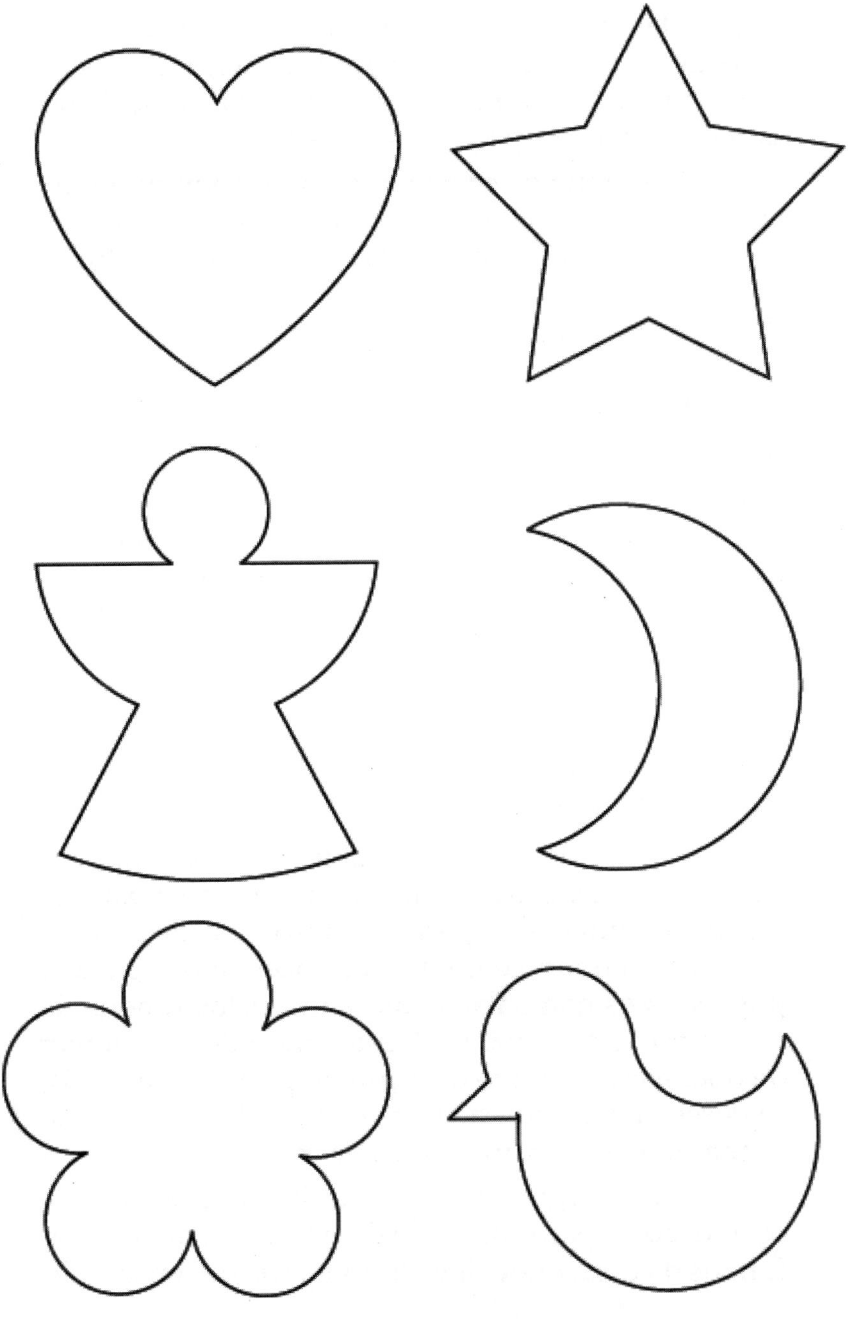

MOLDES DE SACHÊS

deça cada um com o perfume (ou a essência misturada com gotas do fixador). Se for usar serragem, espalhe-a em um tabuleiro e molhe-a bem com o perfume; depois separe em pequenas porções.

Coloque o recheio dentro do saquinho e feche-o com uma costura. Se quiser, enfeite com rendas, fitas etc. Prenda uma alça de fita fina e pendure o sachê no armário ou em algum ponto do cômodo que deseja perfumar.

2. DEFUMADORES

São os chamados "incensos"; mas este é o nome de uma resina específica, não o nome genérico do produto. O defumador é qualquer tipo de material que perfuma o ambiente por meio da produção de fumaça aromática. Sua vantagem é a facilidade de uso; a desvantagem é a produção de fumaça, que pode afetar pessoas com problemas respiratórios.

Indicações gerais sobre o uso de defumadores

Antes de passar um defumador de limpeza em sua casa, deixe-o exposto no cômodo principal pelo menos por uma hora, para que absorva tudo de mau que existe no ambiente. Depois, acenda-o e passe-o por todos os cômodos, começando pelos fundos da casa e trazendo-o para a frente, onde deve terminar de queimar bem junto da porta ou portão de entrada, se possível pelo lado de fora. A cinza deve ser despachada sem voltar para dentro de casa.

Um defumador, para atrair coisas boas, deve ser passado a partir da porta da frente, em direção aos fundos da casa, onde deve terminar de queimar. Suas cinzas podem ser colocadas na terra de alguma planta em sua casa. Este defumador deve ser passado depois do de limpeza: se a ordem for invertida, você irá retirar tudo de bom que colocou no ambiente.

Os defumadores podem ser feitos para ser queimados com ou sem carvão; os últimos podem ser encontrados em tabletes ou bastões.

Defumadores com carvão

São misturas de ervas e resinas em estado natural, que queimam quando são misturadas com carvões acesos. Esses defumadores são utilizados em rituais nos quais os oficiantes precisam preparar suas próprias misturas aromáticas, não podendo depender de produtos já prontos. Suas vantagens são a flexibilidade infinita nas possibilidades de mistura e o baixo custo; as desvantagens são a necessidade de conhecer muito o assunto, a queima rápida e a possibilidade de soltar cheiro de queimado. Além disso, o usuário deve saber acender corretamente o carvão e mantê-lo aceso; se não souber fazer isso, providencie um treinamento rápido com um conhecido que costume fazer churrasco em braseiro: os churrasqueiros sabem tudo sobre carvão!

Prepare seu defumador

Material:

Um punhado de cada erva ou resina a usar (ou uma mistura comprada pronta);

Um turíbulo: pode ser comprado pronto ou feito em casa com uma lata de conserva, com alguns furos feitos junto à base, para a passagem do ar, e uma alça de arame presa em furos feitos junto à borda superior;

Uma porção de carvão picado em pedaços pequenos (casas de artigos religiosos costumam vender saquinhos com carvão já picado);

Isca e fósforos para acender o carvão.

Coloque o carvão no fundo do turíbulo e acenda-o. Quando as brasas estiverem bem acesas, coloque a mistura de ervas sobre elas. Conforme uma porção vá se queimando, acrescente mais ervas.

Defumadores sem carvão

São materiais aromáticos preparados de tal forma que se queimam sozinhos, sem a adição de carvão aceso. Sua vantagem é a facilidade de uso; a desvantagem é a necessidade de limitar-se aos aromas disponíveis no mercado. Livros especializados ensinam a fazer esses produtos; mas a variedade que existe no comércio de diferentes produtos aromatizantes prontos, baratos e facilmente encontrados, torna pouco prático recorrer a essa técnica, que exige a manipulação de materiais perigosos, tóxicos ou explosivos.

Os tipos mais usados são os tabletes e os bastões.

Tabletes

São muito utilizados nos rituais das religiões afro-brasileiras, existindo várias misturas adequadas para diversos fins. São designados geralmente por sua finalidade, e não pelo aroma.

Como usar os tabletes defumadores:

Coloque o tablete em pé dentro de um pratinho (de louça ou barro) ou de uma placa de metal (como uma tampa de lata). Certifique-se de que essa base está sobre um lugar que não pode ser queimado, pois ela esquenta muito; se precisar movimentá-la, coloque-a sobre uma base de madeira, azulejo etc., para não se queimar. Com um fósforo aceso, ponha fogo na extremidade superior do tablete. Quando verificar que a ponta tem uma brasa forte, deixe o fogo se apagar; a brasa irá consumindo o tablete até o fim.

Bastões

Foram trazidos para o Ocidente por simpatizantes das religiões orientais. Eram usados originalmente para medir o tempo dedicado pelos monges asiáticos a suas orações; daí serem feitos na forma de bastões finos e compridos, que eram fixados na posição horizontal em uma base retangular e longa, com marcas indicativas das divisões do tempo. Atualmente existem muitas marcas e variedades de aromas disponíveis no mercado, podendo atender praticamente a todas as necessidades mágicas.

Como usar os bastões defumadores:

Fixe a ponta inferior do bastão no suporte, que pode ser horizontal ou vertical. Acenda-o com um fósforo, como se faz com o tablete.

3. ESSÊNCIAS

Uma essência (ou uma mistura delas, preparada a seu gosto), colocada sobre uma superfície quente, pode perfumar o ambiente. As vantagens desse método são a ausência de fumaça, a facilidade de uso e a grande variedade de misturas de aromas que pode ser obtida com as essências existentes no mercado. Pode-se usar a essência concentrada, medida em gotas; ou porções maiores de perfume preparado.

Existem vários instrumentos para o uso das essências no ambiente:

Aquecedor para essências

Existem pequenos aparelhos próprios para o uso das essências, semelhantes a uma pequena panela de *fondue*. Consistem em um recipiente para colocar uma pequena porção de perfume, disposto sobre um fogareiro a álcool, uma vela ou um aquecedor elétrico (uma lâmpada, por exemplo).

Ebulidor para soluções aromáticas

Uma panelinha com água e gotas de essência pode aromatizar o ambiente com o auxílio de um ebulidor (uma peça metálica que é mergulhada na água e ligada na eletricidade): a água ferve e espalha vapor perfumado no local. O ebulidor pode ser facilmente encontrado em lojas de ferragens. Os modelos antigos, de plástico e com uma resistência espiral aparente, são chamados de "tartarugas". Os modelos modernos consistem em uma haste metálica maciça, com um fio elétrico conectado em uma das extremidades. O cuidado a ser tomado com este aparelho é não deixar que a água se esgote na panela: ela ferve e evapora de maneira razoavelmente rápida, e o ebulidor pode queimar.

ESSÊNCIA EVAPORADA POR LÂMPADA

A lâmpada de uma luminária comum pode ser usada como aquecedor: basta colocar sobre ela (ou sobre seu anteparo) um pedaço de pano ou papel molhado com a essência ou com o perfume. O calor da lâmpada acesa fará o aroma se espalhar pelo ambiente.

4. PASTILHAS AROMÁTICAS

Essas pastilhas aromatizam armários e ambientes sem que sejam queimadas.

Material:

450 g de especiarias, madeiras e resinas moídas ou bem picadas;

450 g de goma arábica em pedra (comprada em loja de tintas);

Cerca de 100 ml de álcool comum;

10 ml de fixador de perfume;

Uma tigela de louça, vidro ou plástico (não use metal) para misturar os ingredientes;

Um tabuleiro de plástico (ou uma tábua forrada com plástico);

Um frasco de boca larga, com tampa (de preferência, de vidro ou louça);

Dissolva a goma arábica no álcool, usando apenas a quantidade de solvente necessária para formar uma massa espessa. Misture as especiarias. Molde bolinhas ou pastilhas e deixe secar bem ao ar livre, à sombra, espalhadas sobre o tabuleiro. Coloque nos locais a serem perfumados. Se fizer uma grande quantidade, guarde em frasco bem tampado, longe da luz e da umidade.

Outra forma de fazer essas pastilhas é comprar bolinhas de madeira e colocá-las de molho por algum tempo no perfume pronto; depois que estiverem bem embebidas, retire-as e deixe secar.

5. VELAS AROMÁTICAS

Material:

Dez partes de parafina (encontrada em lojas de tintas e de artesanato);

Uma parte de cera de abelha (encontrada em lojas de tintas e de artesanato);

Essência (uma só ou várias);

Fixador de perfume especial para parafina (encontrado em lojas de materiais para artesanato);

Barbante comum;

Anilina para álcool nas cores desejadas;

Uma panela larga para banho-maria;

Latinhas com um bico (você pode fazê-las utilizando latas pequenas de conservas e, com martelo ou alicate, modelando, em um ponto de sua borda, um bico semelhante ao de uma panelinha de mingau);

Grampos de roupa de madeira (para segurar as latinhas pela borda e despejar a cera nos moldes sem se queimar);

Tesoura, colher, faquinha;

Palitos grandes (maiores que a boca dos moldes escolhidos; use palitos de madeira para churrasco ou manicure e corte-os no tamanho necessário);

Sabão ou óleo;

Moldes (latas, potes, forminhas de doces em metal ou outro material resistente ao calor);

Papel celofane;

Fita adesiva.

Pique e misture a cera e a parafina; divida-as em porções iguais, de acordo com o número de aromas diferentes que desejar usar. Coloque cada porção em uma latinha e ponha todas para derreter em banho-maria.

Unte os moldes com sabão ou óleo.

Corte o barbante em pedaços um pouco maiores que os moldes escolhidos; passe cada pedaço na parafina e pendure para secar, de modo que fiquem retos. Para fazer um pavio, amarre um palito em uma das pontas de um pedaço de barbante; fixe a outra ponta com fita adesiva no fundo de um molde (pelo lado de dentro) e apóie o palito na borda superior do molde. Vá enrolando o barbante no palito, até que ele fique bem esticado e centralizado. Repita em todos os moldes.

Acrescente em cada latinha o fixador, o corante e a essência, misturando bem com a parafina derretida. Despeje a mistura dentro dos moldes e espere endurecer (pode levar uma semana). Depois de desenformar, embrulhe cada vela com papel celofane.

Observações:

Se não encontrar a matéria-prima para fazer as velas, experimente derreter em banho-maria velas comuns, aproveitando seus pavios.

FIGURA 6

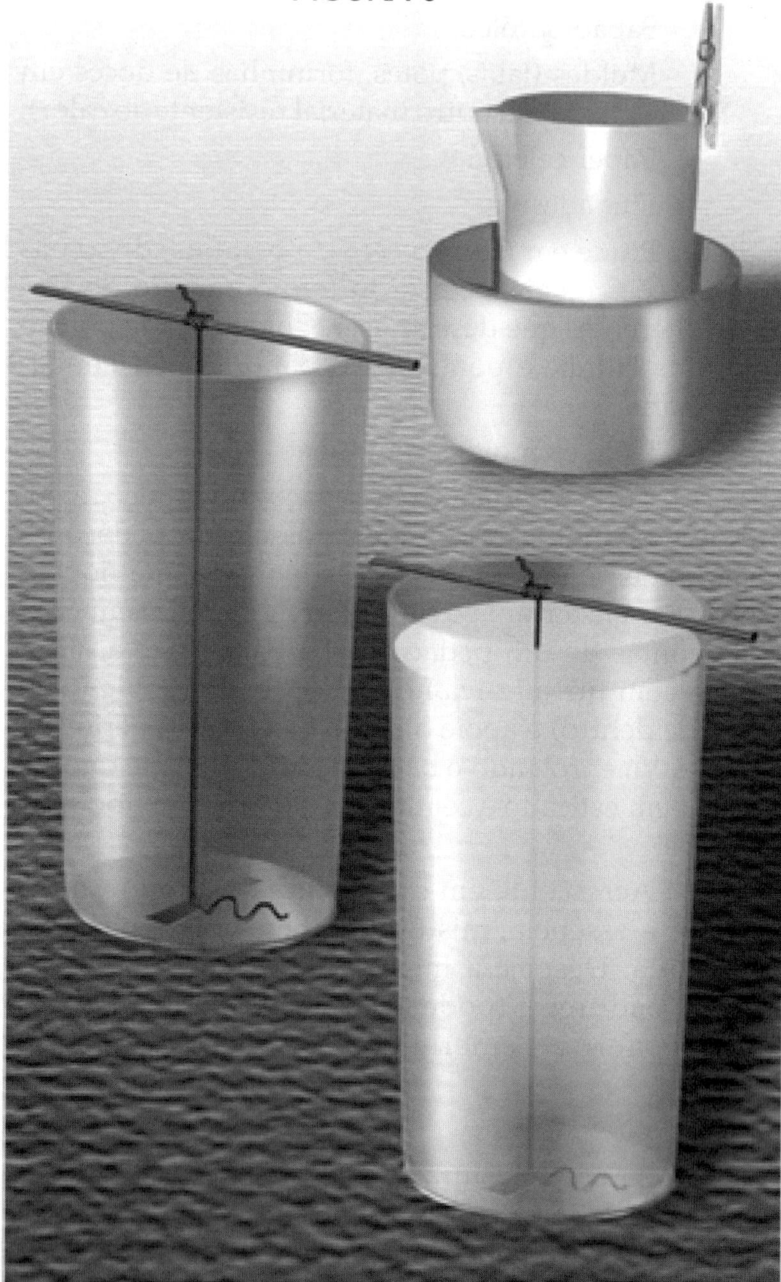

FAZENDO VELAS

As lojas especializadas costumam dar a orientação necessária sobre o uso do fixador de perfume para velas, pois este não é um produto de uso muito comum.

Se usar latas de conservas para modelar as velas, bata bem suas bordas internas (ou corte a parte dobrada da folha metálica, com tesoura para metal), para que a vela pronta saia sem dificuldade.

6. PAPEL PERFUMADO

Material:

Papel sem cola ou outro aditivo impermeabilizante: serve qualquer papel para impressão, desde que não seja tipo *glossy*; os papéis especialmente feitos para escrita e os envernizados são muito pouco absorventes e por isso não pegam bem o aroma;

Tabuleiro ou vaporizador com água pura;

Mesa forrada com plástico;

Vaporizador com o perfume escolhido, comprado pronto ou produzido em casa com essências ou tinturas de ervas;

Varal ou espaço para espalhar os papéis à sombra;

Caixa bem fechada na qual os papéis caibam sem que sejam dobrados;

Sacos plásticos.

Mergulhe o papel no tabuleiro ou borrife-o usando o vaporizador com água, de modo a umedecê-lo completamente. Retire-o, coloque sobre a mesa forrada com plástico e borrife perfume em toda a sua

ORIGAMI

Pássaro da Felicidade

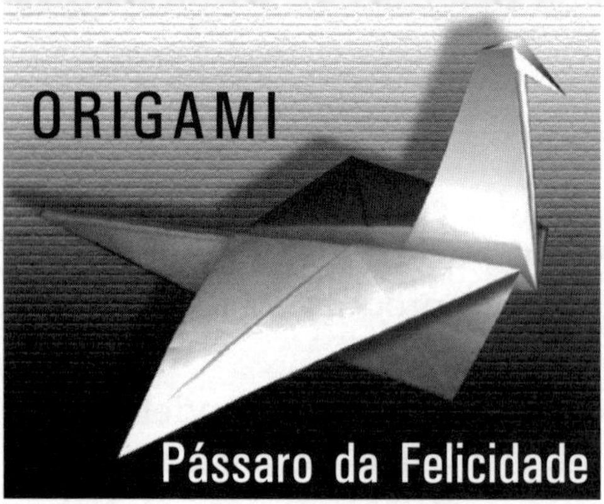

1 - Em um papel quadrado, dobre-o fazendo os seguintes vincos:

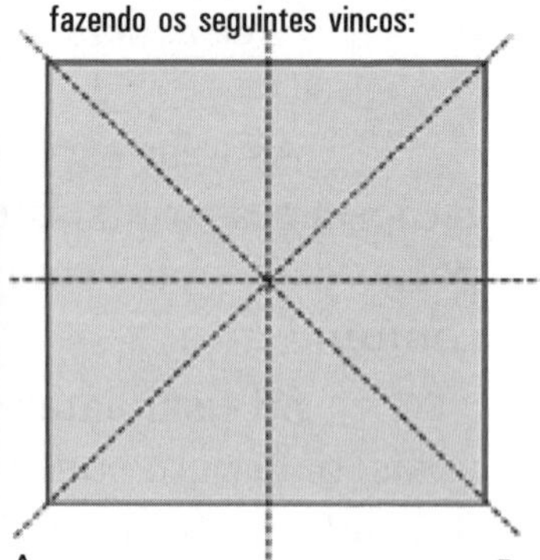

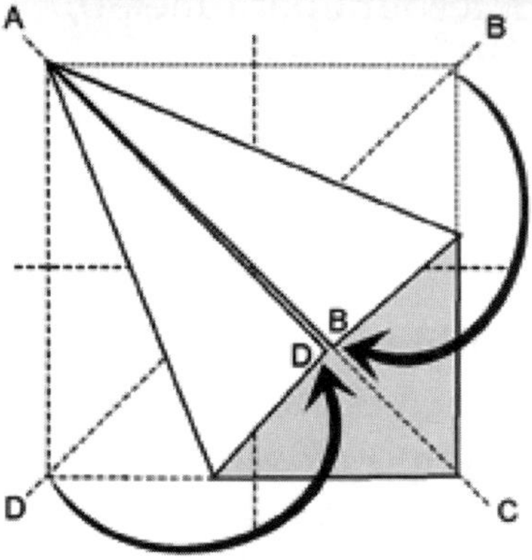

2 - Abra o papel conservando os vincos e torne a dobrá-lo juntando as pontas B e D ao vinco diagonal A e C. Faça o mesmo nas outras 3 pontas (B,C,D), conforme desenho acima;

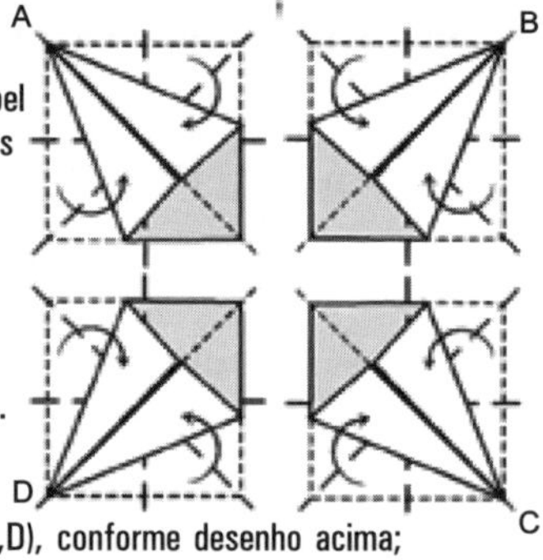

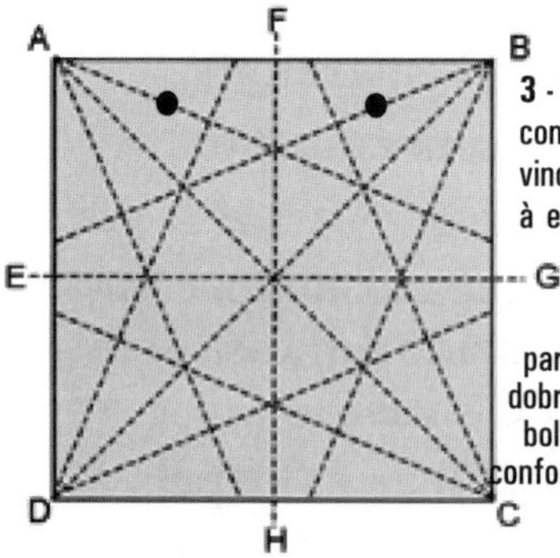

3 - O papel deve conter os mesmos vincos do desenho à esquerda;

4 - Dobre de fora para dentro (usando as dobras indicadas com as bolinhas (●), o vinco F conforme figura à direita.

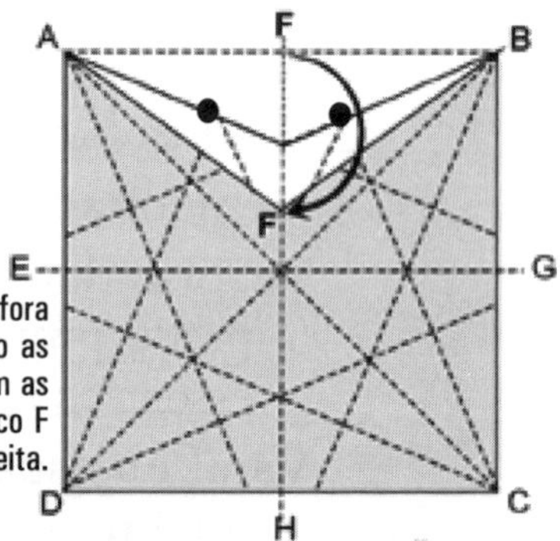

5 - Repita o passo 4 nos vincos G, H, E;

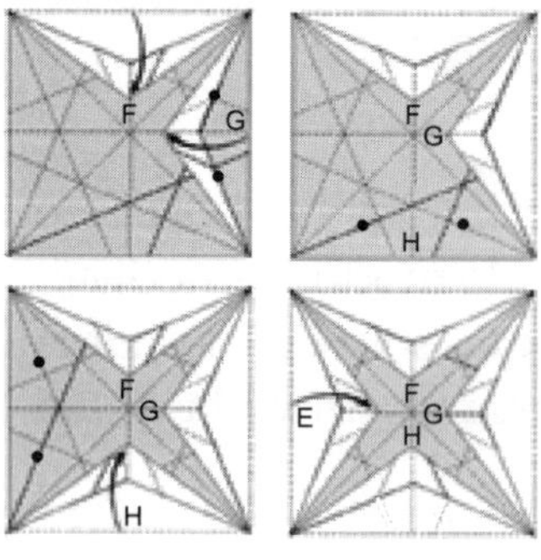

6 - Dobrando para dentro os vincos E, F,G,H, junte as pontas A, B, C, D (fig. à direita). Observe que os vincos E, F, G, H unem-se para dentro, conforme figura abaixo.

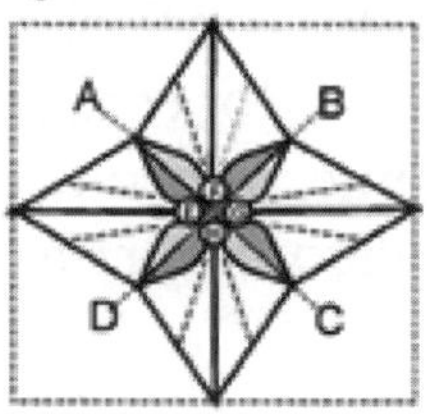

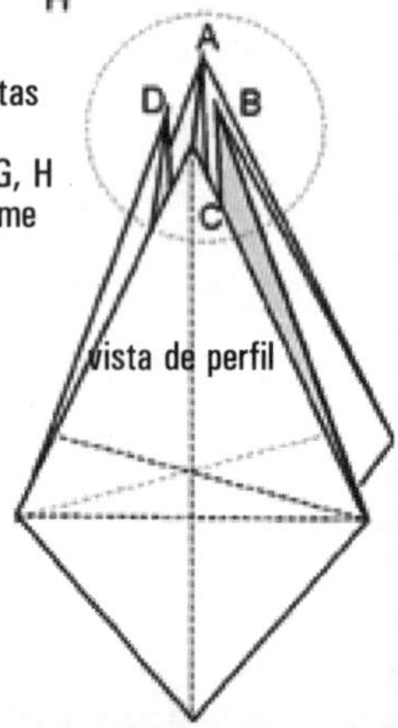

7- Pegue a ponta B e puxe-a para fora. Ela será o pescoço do pássaro

8- Dobre para dentro, a ponta B, formando um novo vinco na posição desejada, para fazer o bico do pássaro;

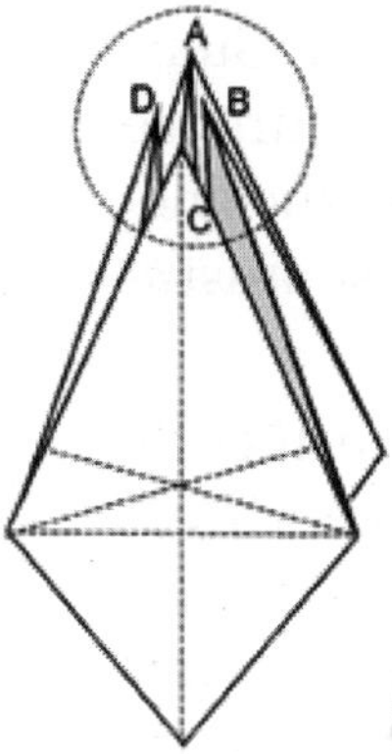

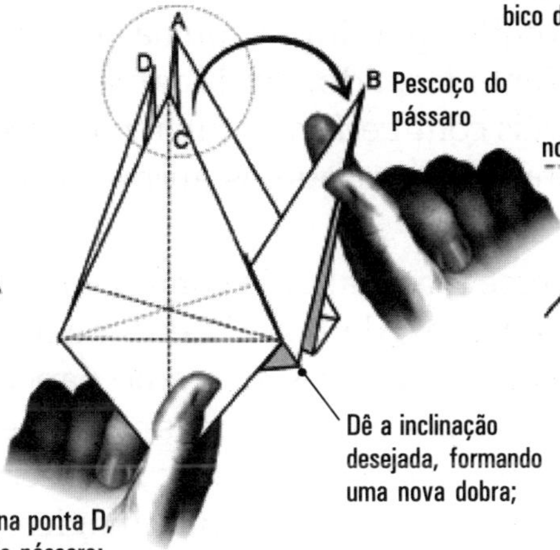

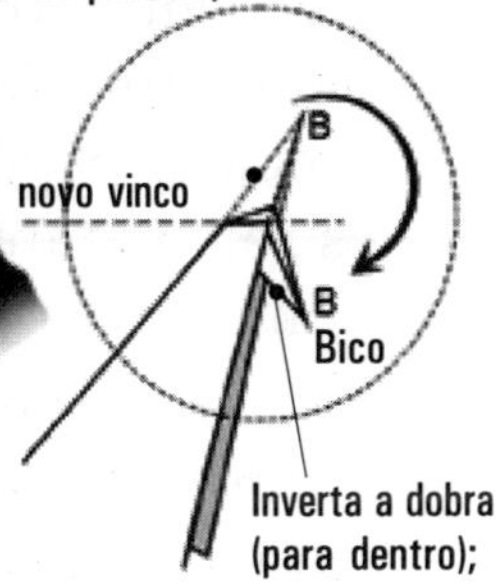

9 - Repita a etapa 7 na ponta D, para fazer a cauda do pássaro;

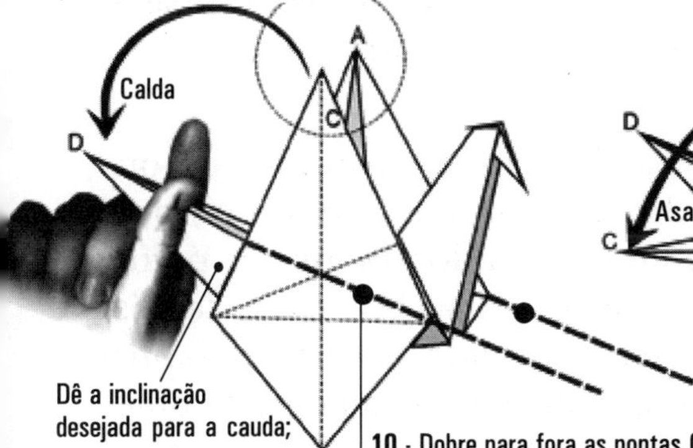

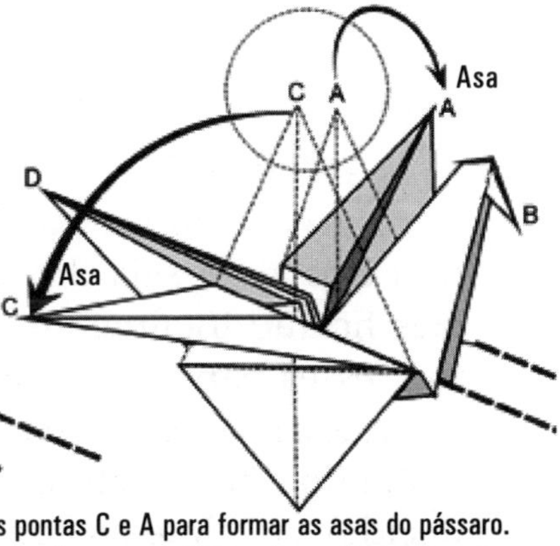

10 - Dobre para fora as pontas C e A para formar as asas do pássaro. Utilize uma das dobras que formam um "X", conforme ilustração acima.

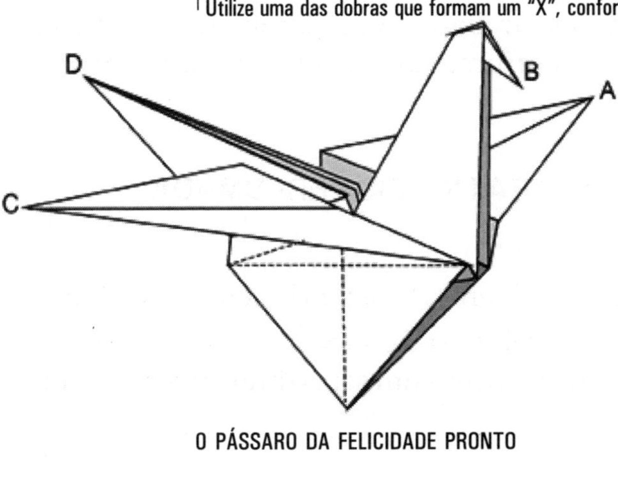

O PÁSSARO DA FELICIDADE PRONTO

superfície, mas sem encharcar demais. Deixe que seque bem, à sombra, pendurado ou na horizontal. Guarde em recipiente fechado, em lugar seco e escuro; se preparar papéis com perfumes diferentes, acondicione-os separadamente para que os aromas não se misturem.

Use esse material para confeccionar cartões de visita, de felicitações, de Boas Festas, de aniversário e para acompanhar presentes; ou como papel de cartas. As folhas também podem ser usadas para fazer origamis (dobraduras) de pássaros, flores etc., que servirão para decorar sua casa ou como presentes mágicos; ou ainda para forrar gavetas de armários, mantendo roupas e outros objetos suavemente perfumados.

Observação:

Não utilize papéis de seda coloridos ou outros cuja tinta seja diluída por água ou álcool, pois eles ficarão totalmente manchados. Se quiser perfumar esses papéis, aromatize folhas brancas e depois, se desejar, tinja com guache, aquarela ou anilina (aproveitando o momento em que a folha ainda está umedecida) ou pinte-as com lápis-cera depois de secas. Para ter um só trabalho, você também pode misturar a anilina no perfume que será usado para borrifar os papéis.

7. CERA PARA MÓVEIS PERFUMADA

Material:

Oito colheres de sopa de cera de abelhas;

Duas colheres de sopa de sabão de coco picado (procure um sabão branco sem perfume);

Meio litro de terebintina;

Meio litro de água;

Trinta gotas da essência concentrada de sua preferência;

Uma panelinha comum;

Um recipiente refratário não metálico;

Uma panela rasa de boca larga na qual caiba o recipiente refratário com um pouco de água (para usar como banho-maria);

Um pote de boca larga, não metálico, com tampa hermética;

Colher não metálica.

Coloque a cera e a terebintina no recipiente refratário e leve-o ao fogo em banho-maria, até que a cera derreta. Na outra panela, aqueça a água e misture o sabão, mexendo levemente até que ele derreta. Fora do fogo, junte as duas misturas (no recipiente refratário) e mexa até esfriar. Acrescente a essência. Despeje no pote e deixe destampado durante uma noite, para que a cera endureça. Passado esse tempo, o produto está pronto para uso; conserve o pote fechado.

Essa receita produz 1,5 litro de cera; utilize-a como lustra-móveis e seus amigos ficarão encantados com o aroma gostoso da sua casa!

SEGUNDA PARTE

OS AROMAS EM DIVERSOS SISTEMAS SIMBÓLICOS

Os sistemas simbólicos das várias religiões e escolas mágicas prestam-se à criação de rituais pessoais de cura e desenvolvimento. Monte seu ritual com o máximo de recursos que puder: enfeite sua casa com os símbolos do elemento escolhido, use seus aromas, prepare uma refeição especial com seus alimentos, faça uma meditação usando seus símbolos. Desta forma, entre em contato com a força dessa divindade, converse com ela, peça-lhe ajuda e escute seus conselhos.

Se você encontrar alguma discordância entre as listas aqui apresentadas e as de outros materiais que tenha lido, não se preocupe; como várias dessas correspondências não são verdadeiramente tradicionais, é freqüente que cada autor crie seu próprio sistema, baseado exclusivamente em sua experiência pessoal. Isso não quer dizer que um está certo e outro errado, pois tudo que é feito com uma intenção boa e forte é ouvido e aceito pelos deuses, mesmo que esteja em desacordo com a "receita de bolo" mais conhecida.

Capítulo III

OS SETE LUMINARES CELESTES

Os luminares celestes, mais comumente chamados de sete "planetas", são os grandes corpos do sistema solar visíveis a olho nu e conhecidos pela humanidade desde os tempos antigos: Sol, Lua, Mercúrio, Vênus, Marte, Júpiter e Saturno. Estão excluídos desta relação os três planetas exteriores (Urano, Netuno e Plutão), porque eles não têm correspondências na magia tradicional, tendo-se tornado conhecidos somente a partir do final do século XVIII.

O simbolismo dos planetas é o mais simples de ser usado e, ao mesmo tempo, é muito rico de recursos, entrelaçando-se com outros sistemas simbólicos. Leia com atenção as características ligadas a cada um deles. A cada momento, quando precisar trabalhar algum problema em sua vida, verifique qual é o planeta a ele relacionado e crie um encantamento adequado.

SOL

ASSUNTO – autoridade, brilho, sucesso, saúde, ambições, carreira.

DIA DA SEMANA – domingo.

COR – amarela.

FIGURA 6

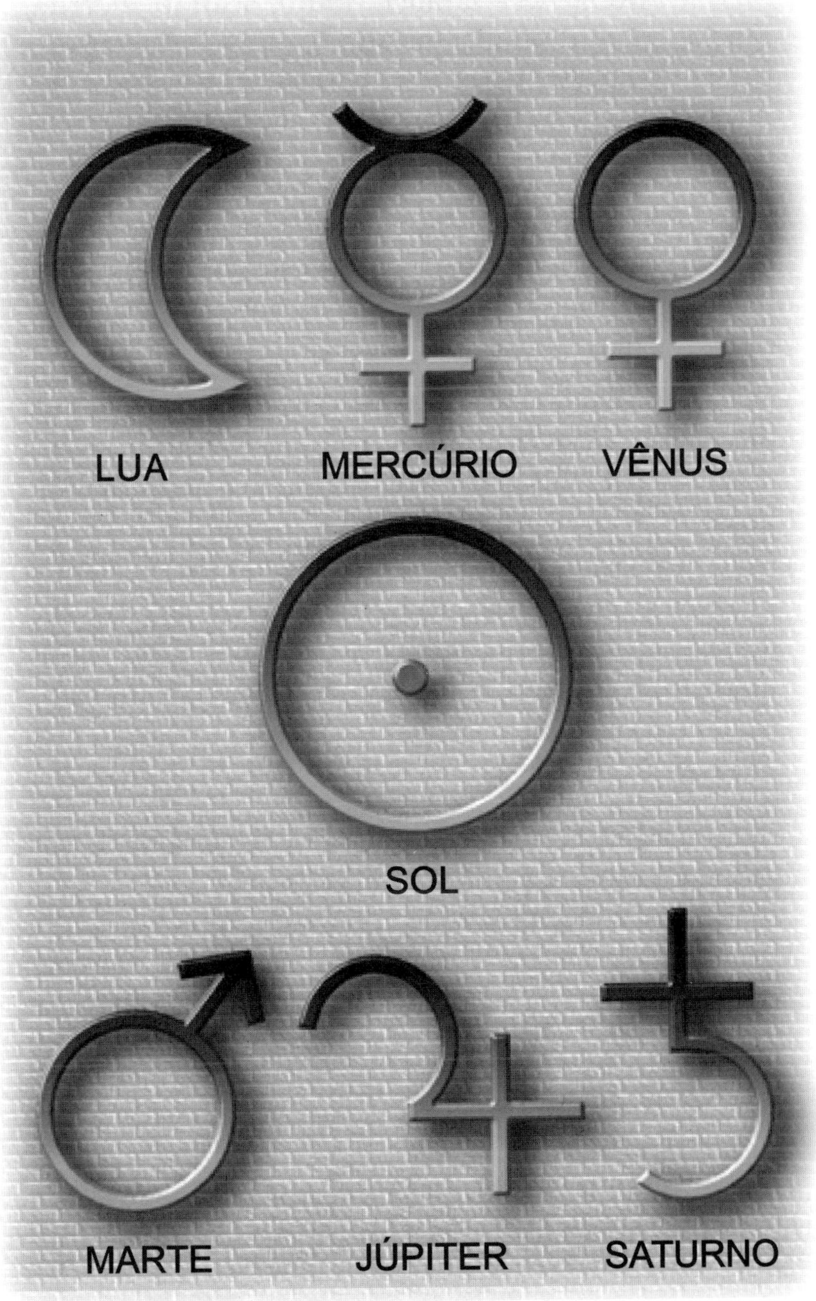

SÍMBOLOS DOS SETE LUMINARES

AROMAS – laranja, louro, açafrão, alecrim, canela, cravo-da-índia, eucalipto, olíbano (incenso).

SIGNO – Leão.

CHACRA – Cardíaco.

ESFERA (CABALA) – Tiphereth.

ARCANJO – Miguel.

SÍMBOLOS – estrela de seis pontas, pirâmide, leão, águia.

METAL – ouro.

PEDRA – topázio (ou outra pedra amarela), diamante.

PARTES DO CORPO – coração e vasos sangüíneos.

PSIQUE – sentidos.

ALIMENTOS – trigo, milho, cevada, couve, massas, gorduras (manteiga, azeite), ovo, louro, espinafre, brócolis, café, cravo-da-índia, canela, laranja.

LUA

ASSUNTO – receptividade, fertilidade, intuição, mudanças, equilíbrio, união.

DIA DA SEMANA – segunda-feira.

COR – lilás.

AROMAS – cânfora, benjoim, zimbro, colônia (alpínia), dama-da-noite, jasmim, murta, limão.

SIGNO – Câncer.

CHACRA – Básico.

ESFERA (CABALA) – Yesod.

ARCANJO – Gabriel.

SÍMBOLOS – círculo, crescente, gato, coruja, caranguejo.

METAL – prata.

PEDRA – madrepérola, pérola, cristal.

PARTES DO CORPO – cérebro, aparelho digestivo.

PSIQUE – emoção.

ALIMENTOS – abóbora, ervilha, abobrinha, berinjela, batata, repolho, alface, pepino, mingaus (maisena, tapioca, creme de arroz), arroz, água, açúcar, sal, coco, melão, melancia.

MARTE

ASSUNTO – energia, atividade, ardor, coragem, conquista, audácia, iniciativa.

DIA DA SEMANA – terça-feira.

COR – vermelho.

AROMAS – almíscar, pimenta, tabaco, patchuli, gengibre, salsa, pinho, gerânio, absinto.

SIGNO – Áries (dia), Escorpião (noite).

CHACRA – Laríngeo.

ESFERA (CABALA) – Geburah.

ARCANJO – Samael.

SÍMBOLOS – estrela de cinco pontas, espada, lobo, galo.

METAL – ferro.

PEDRA – granada (ou outra pedra vermelha), hematita.

PARTES DO CORPO – aparelho geniturinário.

PSIQUE – vitalidade.

ALIMENTOS – carne, pimentão, cebolinha, hortelã, alho, cebola, caril, gengibre, pimenta, nabo, alho-poró.

MERCÚRIO

ASSUNTO – comunicação, estudos, negócios, esperteza, versatilidade, habilidade.

DIA DA SEMANA – quarta-feira.

COR – laranja.

AROMAS – alfazema, vetiver, anis, feno-grego, manjerona, orégano, âmbar, estoraque, violeta.

SIGNO – Gêmeos (dia), Virgem (noite).

CHACRA – Solar.

ESFERA (CABALA) – Hod.

ARCANJO – Rafael.

SÍMBOLOS – estrela de oito pontas, bastão, macaco, papagaio.

METAL – mercúrio.

PEDRA – ágata (ou outra pedra parda e furta-cor).

PARTES DO CORPO – nervos, extremidades.

PSIQUE – intelecto.

ALIMENTOS – acelga, chicória, cenoura, chá preto, camomila, avelã.

JÚPITER

ASSUNTO – riqueza, sorte, proteção, expansão, justiça, honra, crença, fé, ética.

DIA DA SEMANA – quinta-feira.

COR – azul.

AROMAS – cedro, aloés, noz-moscada, sálvia, cravo (flor), bálsamo-do-peru, cereja.

SIGNO – Sagitário (dia), Peixes (noite).

CHACRA – Frontal.

ESFERA (CABALA) – Chesed.

ARCANJO – Saquiel.

SÍMBOLOS – quadrado, cornucópia, elefante, pavão.

METAL – estanho.

PEDRA – turquesa (ou outra pedra azul-clara).

PARTES DO CORPO – músculos, fígado.

PSIQUE – intuição.

ALIMENTOS – aveia, gergelim, trigo mourisco, beterraba, tomate, vagem, ameixa, amora, morango, marmelo, uva-passa, tâmara, noz-moscada, noz, baunilha, castanha-de-caju, cacau.

VÊNUS

ASSUNTO – amor, beleza, sociedade, harmonia, atração, criatividade, diplomacia.

DIA DA SEMANA – sexta-feira.

COR – verde.

AROMAS – rosa, sândalo, baunilha, maçã, hortelã, morango, limão, benjoim, camélia, verbena.

SIGNO – Touro (noite), Libra (dia).

CHACRA – Umbilical.

ESFERA (CABALA) – Netzach.

ARCANJO – Anael.

SÍMBOLOS – rosa, maçã, touro, pomba.

METAL – cobre.

PEDRA – esmeralda (ou outra pedra verde).

PARTES DO CORPO – garganta, ventre.

PSIQUE – sensualidade.

ALIMENTOS – leite, creme, queijos, coalhada, couve-flor, batata-doce, coentro, agrião, vinagre, maçã, limão, castanha européia, amêndoas, mel, vinho.

SATURNO

ASSUNTO – austeridade, disciplina, prudência, limpeza, afastamento, terra.

DIA DA SEMANA – sábado.

COR – anil.

AROMAS – mirra, arruda, lírio, acácia, opium, cipreste, bergamota, vetiver.

SIGNO – Capricórnio (noite), Aquário (dia).

CHACRA – Coronário.

ESFERA (CABALA) – Binah.

ARCANJO – Cassiel.

SÍMBOLOS – triângulo, taça, toupeira, ostra.

METAL – chumbo.

PEDRA – ônix (ou outra pedra negra).

PARTES DO CORPO – ossos.

PSIQUE – sensação.

ALIMENTOS – feijão, cominho, salsa, aipim, inhame.

Magia com os perfumes dos sete luminares

Use os aromas dos sete luminares para despertar, em você mesmo e em outras pessoas, os poderes mágicos que deseja criar.

Sempre que sentir necessidade de reforçar sua capacidade de lidar com uma situação, perfume-se com o aroma planetário a ela relacionado. Se precisa tomar alguma medida para progredir na sua carreira, se precisa ser bem-sucedido em uma posição de destaque ou de liderança, use um perfume do Sol; se precisa aumentar sua segurança emocional para enfrentar uma mudança, ou se deseja favorecer sua criatividade e sua fertilidade, use o da Lua; se precisa de coragem e iniciativa, use o de Marte; se precisa de clareza mental para estudar, expressar-se, realizar uma tarefa que exija habilidade ou ter êxito em um negócio, use o de Mercúrio; se precisa de prosperidade, fartura, sorte, otimismo e fé, use o de Júpiter; se o assunto é amor, harmonia, afeto e beleza, use o de Vênus; se necessita disciplina, firmeza, purificação física ou espiritual, ou se precisa resolver alguma questão ligada a bens imóveis, use o de Saturno.

Para reforçar a ação do perfume, que estará atuando sobre sua mente, criando o estado psíquico adequado, use também algo na cor do planeta e, se for possível, algum dos seus símbolos. Você pode, por exemplo, modelar pastilhas perfumadas, velas aromáticas ou sachês de pano, na cor e no feitio de algum dos símbolos do planeta em questão, e espalhar pela casa ou dar de presente à pessoa que deseja ajudar. Pode também fazer perfumes e sabonetes para usar e presentear.

MENSAGENS PERFUMADAS

Envie um encantamento perfumado para seus entes queridos.

Material:

Cartões ou papéis de carta próprios para serem perfumados; podem ser todos brancos ou na cor de cada planeta;

Perfumes com os aromas de cada planeta.

Prepare uma loção com o aroma de cada planeta cuja força mágica deseja transmitir: Sol, para saúde e sucesso; Lua, para fertilidade e bem-estar; Marte, para energia e vitória; Mercúrio, para inteligência e comunicação; Júpiter, para crescimento e espiritualidade; Vênus, para amor e amizade; Saturno, para segurança e equilíbrio. Aplique-a aos papéis, seguindo a técnica anteriormente explicada.

Na hora de utilizar, escreva ou desenhe o que quiser, de modo a expressar com a máxima exatidão os votos que está enviando. Enquanto faz isso, menta-lize a pessoa a quem o cartão é destinado e seu desejo, materializado no perfume, envolvendo-a totalmente.

REFEIÇÃO ENCANTADA

Prepare uma refeição com os alimentos ligados ao planeta cuja força você precisa contatar. Não precisa fazer nada rebuscado; veja a seguir algumas sugestões de pratos para cada planeta, que você pode preparar segundo suas receitas habituais.

SOL: Macarrão com brócolis; espinafre com ovos; couve refogada; bolo de laranja; milho cozido com manteiga; bolo de fubá; polenta (angu); pudim de laranja; curau; pipoca.

LUA: Salada de alface, pepino e repolho; abobrinha ao molho branco; purê de batata; berinjela ao molho branco; cocada; cuscuz de tapioca; arroz à piemontesa (com molho branco e cogumelos); manjar branco; mingaus simples.

MARTE: Carne assada; bife acebolado; pimentão recheado com carne; picadinho com cebola, pimentão e nabo; churrasco.

MERCÚRIO: Salada de chicória e cenoura; ensopadinho de acelga; bolo de cenoura; fritada de talos de acelga (pré-cozidos); sopa de cenoura.

JÚPITER: Sopa de beterraba; sopa de tomate; salada de trigo mourisco com ervas e tomate (tabule); bolo de aveia; pão com gergelim; salada de vagem com tomate; doces das frutas de Júpiter; chocolate.

VÊNUS: Fondue (creme de queijo derretido em um pouco de vinho ou aguardente, feito com um queijo cremoso e um picante, temperado com alho e pimenta, comido com pão); couve-flor ao molho branco; purê de batata-doce; doce de batata-doce; doce de maçã; salada de agrião; castanhas cozidas.

SATURNO: Feijão simples (sem carne); aipim cozido com salsa picadinha; inhame cozido; sopa de inhame; purê de aipim.

Se quiser, combine as forças de vários planetas. Por exemplo, para a paixão, misture as comidas de Vênus com as de Marte; para ter sucesso de forma ética e com crescimento espiritual, combine o Sol com

Júpiter; para iniciar e terminar uma atividade difícil, combine Marte e Saturno; para ter sucesso em atividades ligadas à estética, à arte e às diversões, misture Vênus e Sol; para ter segurança e prosperidade, combine Saturno e Júpiter; para ter sucesso em atividade intelectual, misture Sol e Mercúrio; para enfrentar um desafio intelectual (como um concurso ou uma prova difícil) combine Marte e Mercúrio; para combinar o prazer com o bem-estar emocional, misture Vênus e Lua; para acelerar uma mudança, combine Lua e Mercúrio; para desenvolver a espiritualidade e a intuição, misture Lua e Júpiter; e assim por diante.

Agora vem a parte mais importante, a parte realmente mágica dessa refeição: o modo de prepará-la e consumi-la. Para começar, realize o encantamento no dia da semana consagrado ao planeta em questão. Faça uma meditação antes de preparar os alimentos, entrando em contato com a força planetária e fazendo seu pedido. A seguir, acenda um defumador com o aroma desse planeta, ou coloque na cozinha outro tipo de aromatizador ambiente enquanto executa as tarefas culinárias. Procure manter em sua mente, durante todo esse tempo, a idéia do objetivo do encantamento e "converse" com a força planetária que deseja atrair, usando o perfume para dirigir seu pensamento.

Arrume o local onde a refeição será servida com elementos sugestivos, relacionados ao planeta: use uma toalha ou mesmo simples guardanapos de papel na sua cor; enfeite a mesa ou o espaço em torno com símbolos do planeta (pedras, metais, objetos, imagens, recortes ou dobraduras de papel); espalhe sachês, velas, pastilhas ou papéis com seus aromas. Uma boa idéia é enfeitar a mesa com uma especiaria e/ou fruta da força planetária, como laranjas e galhos de louro para o Sol; fatias de melancia e bagas de zimbro para a Lua; pimentas e galhos de salsa para Marte; cenouras e punhados de anis (erva-doce) para Mercúrio; morangos e noz-moscada para Júpiter; maçãs e favas de baunilha para Vênus; galhos de salsa e potinhos com cominho para Saturno.

Convide alguém para participar da refeição com você: pode ser a pessoa diretamente relacionada com o motivo do encantamento, uma pessoa muito querida ou seu grupo de amigos ou parentes mais próximos. Se desejar, realize o encantamento aproveitando uma data festiva e reúna um grupo para a comemoração. Isso é essencial porque quando se está realizando magia para o bem ela é mais forte se o ritual envolve afeto e compartilhamento.

Entretanto, não obrigue as outras pessoas a realizar nenhum ritual mágico antes ou durante a refeição: a magia é sua, e cabe somente a você concentrar-se rapidamente e mentalizar seus pedidos antes de servir a refeição. Faça apenas com que os outros participantes compartilhem um estado de espírito especial de alegria, comunhão e gratidão pelo alimento que estão consumindo.

Capítulo IV
DEUSES DE VÁRIAS MITOLOGIAS

A lista apresentada a seguir pode ser útil na escolha de imagens simbólicas para os luminares e para mais algumas situações específicas que eles não abrangem. A lista não pretende esgotar o assunto; relaciona apenas as figuras mais conhecidas entre os panteons mais populares na magia ocidental, cujas características serão facilmente encontradas em literatura especializada pelos que desejarem aprofundar-se no assunto.

CÉU: Zeus (deus supremo dos gregos, deus do mau tempo, dono dos raios), Júpiter (deus romano sincretizado com Zeus), Urano (deus grego primitivo dos céus), Nut (grande mãe egípcia), Brama (deus criador hindu), Viracocha (deus criador inca), Dievs (deus eslavo do céu). Suas cores geralmente ficam na faixa do azul e do branco. Seu perfume é o incenso (olíbano).

SOL: Febo Apolo (condutor do carro do sol grego), Ra (deus-falcão egípcio), Amon (deus-carneiro egípcio), Inti (deus inca do Sol, pai mítico do imperador), Surya (deus da fertilidade hindu), Saule (deusa eslava, filha do céu e noiva do deus da Lua), Amaterazu (grande-mãe da família imperial japonesa), Sekmet (deusa-leoa guerreira egípcia), Freyr (deus germânico da família Vanir), Ometecutli (grande-pai asteca). Suas cores costumam ser o amarelo, o laranja e tons de vermelho. Seu perfume é o louro.

LUA: Ártemis (deusa grega da caça)/ Diana (deusa romana da caça), Thoth (deus egípcio, senhor da magia, representado por um babuíno), Varuna (senhor hindu das serpentes), Mama Quilla (grande-mãe inca), Nanahuatl (deusa asteca), Meness (deus guerreiro eslavo), Tsukiomi (deus japonês, irmão de Amaterazu). Suas cores costumam ser o prateado, o violeta e o branco nacarado. Seu perfume é o jasmim.

MENSAGEIRO: Hermes (mensageiro de Zeus), Mercúrio (deus romano sincretizado com Hermes), Íris (mensageira de Hera). Suas cores são todas as do arco-íris e o furta-cor. Seu perfume é o cravo-da-índia.

LAR E CASAMENTO: Hera (matrona grega, deusa do bom tempo, esposa de Zeus), Juno (deusa romana sincretizada com Hera), Bast ou Bastet (deusa-gata egípcia, protetora do lar e das artes), Frigga (esposa de Odin), Domovoi (deuses do lar eslavos), Inari (deus japonês da prosperidade). Costumam vestir-se de branco e ouro. Seu perfume é o opium.

FOGO: Héstia (deusa grega do fogo do lar), Vesta (deusa romana sincretizada com Héstia), Hefesto (deus grego dos vulcões, ferreiro dos deuses), Vulcano (deus romano sincetizado com Hefesto), Loki (diabrete germânico), Agni (deus hindu da prosperidade), Huehueteotl (deus asteca que representa o coração), Perkuns (deus eslavo do raio). Sua cor é o vermelho. Seu aroma é a pimenta.

CHUVA: Ísis (estrela Sírius, deusa egípcia anunciadora das chuvas, esposa de Osíris), Apu Illapu (deus inca da chuva e do trovão), Tlaloc (deus asteca). Sua cor é o branco. Seu aroma é a baunilha.

TERRA: Demeter (mãe-terra grega), Ceres (deusa romana sincretizada com Demeter), Geb (deus egípcio), Osíris (deus egípcio da terra fértil), Nerthus (deusa germânica, esposa de Odin), Shakti (grande mãe hindu), Paca Mama (mãe-terra inca), Omecihuatl (grande mãe asteca), Chernoborg (grande deus eslavo da terra), Zemyna (mãe-terra eslava, filha de Chernoborg), Kushi Inada Hume (deusa japonesa do arroz, esposa de Susanovo). Suas cores são o amarelo e o preto. Seu aroma é o pinho.

ÁGUA: Poseidon (deus grego do mar), Netuno (deus romano sincretizado com Poseidon), Njord (deus germânico do mar), Mama Qoca (mãe-mar inca), Huitocihuatl (deusa asteca do mar), Chalchiutlicue (deusa asteca da água doce), Vodyanoi (deuses eslavos protetores da água), Susanovo (deus japonês do mar e da tempestade, irmão de Amaterazu). Suas cores são o azul profundo e o verde azulado. Seu aroma é a cânfora.

VEGETAÇÃO E CAÇA: Dioniso (deus grego da vegetação e da colheita), Baco (deus romano sincretizado com Dioniso), Centeotl (deusa asteca do milho), Xipe Totec (deus asteca da primavera), Zemepatis (senhor eslavo da terra, casado com Zemyna, pai de deusas mães dos campos e das colheitas), Ninigi (deus japonês do arroz maduro, pai dos deuses da caça e da pesca). Suas cores são o verde e o vermelho. Seu aroma é o cedro.

MORTE: Hades (deus grego do mundo inferior), Plutão (deus romano sincretizado com Hades), Perséfone (esposa de Hades), Prosérpina (esposa de Plutão), Anúbis (deus egípcio que conduz os mortos), Hel (deusa germânica, filha de Loki), Yama (rei hindu dos mortos), Mictlantecutli (deus asteca dos mortos), Smilzu Mate (deusa eslava das sepulturas). Suas cores são o preto e o branco. Seu aroma é a arruda.

DESTINO: Moiras (três deusas gregas do destino), Maat (deusa egípcia da justiça), Nornas (deusas germânicas), Parvati (consorte de Shiva, deus hindu do tempo), Aima (deusa eslava, esposa de Dievs). Suas cores são o preto e o branco. Seu aroma é a mirra.

AMOR: Eros (deus grego do desejo), Afrodite (deusa grega do amor), Vênus (deusa romana sincretizada com Afrodite), Hathor (deusa egípcia do amor e da alegria), Freya (deusa germânica da família Vanir), Laksmi (consorte de Vishnu), Vishnu (deus hindu da preservação das coisas). Sua cor é o róseo. Seu aroma é a maçã.

ARTES E ARTESANATO: Mnemosine (mãe das musas gregas), Ptah (deus egípcio criador), Balder (deus germânico da família Aesir). Suas cores são o azul e o rosa. Seu aroma é a canela.

GUERRA: Marte (deus romano guerreiro), Ares (deus grego guerreiro), Thor (deus germânico do trovão, da casa Aesir), Indra (deus hindu do raio), Tezcatlipoca (deus-jaguar asteca). Suas cores são o vermelho e o preto. Seu aroma é o tabaco.

SABEDORIA: Palas Atena (deusa grega da sabedoria), Minerva (deusa romana sincretizada com Palas Atena), Seshat (deusa-leopardo egípcia da escrita), Odin (deus germânico da família Aesir), Sarasvati (deusa hindu), Quetzalcoatl (deus-serpente asteca). Suas cores são o azul escuro e o prateado. Seu aroma é o alecrim.

TEMPO: Janus (deus romano do passado, do presente e do futuro), Cronos (Grande Pai grego), Shiva (deus hindu destruidor). Sua cor é o preto. Seu aroma é o couro antigo.

SAÚDE E DOENÇA: Rudra (deus-arqueiro hindu que manda doenças), Asclépio (deus grego da medicina). Sua cor é o verde-claro. Seu aroma é o capim-cheiroso.

Capítulo V
A ÁRVORE DA VIDA DA CABALA

A Árvore da Vida do misticismo judaico é formada por dez esferas organizadas em um desenho que representa o caminho seguido pelas emanações sucessivas do princípio divino, desde sua origem (a primeira manifestação do imanifesto), até sua concretização máxima nos múltiplos elementos do mundo material.

O simbolismo das esferas da Cabala é bem abstrato. Para fazer uma meditação sobre uma delas, o método mais usado é a contemplação da sua cor, além da meditação sobre seu significado; mas podem ser utilizados também os outros símbolos associados (aromas, formas, imagens mágicas, planetas).

1. KETHER

ASSUNTOS – unificação, paz, conscientização, ampliação.

PROBLEMAS QUE EQUILIBRA – isolamento, estreiteza mental, compartimentalização.

COR – branco.

AROMAS – âmbar cinzento.

IMAGEM – o Ancião.

ESPAÇO – Espaço infinito; Netuno.

FIGURA 9

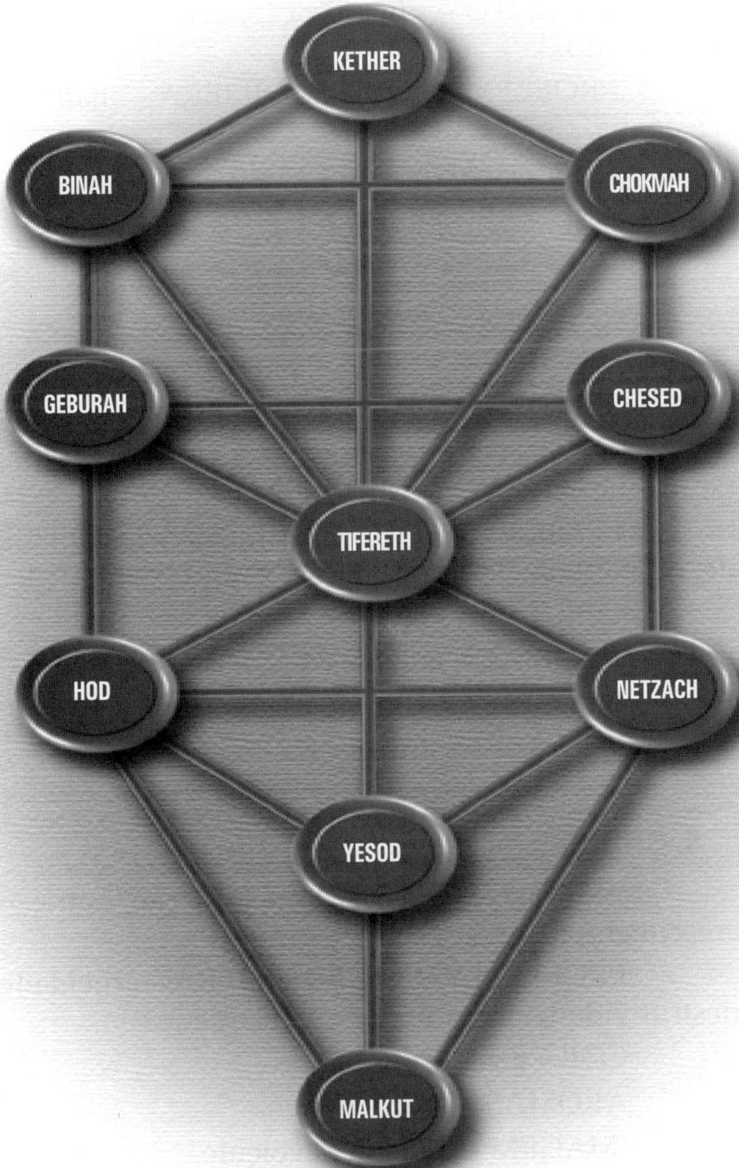

A ÁRVORE DA VIDA

2. CHOKMAH

ASSUNTO – dinamização, energia, impulso, movimento.

PROBLEMAS QUE EQUILIBRA – inatividade, apatia, rigidez, avareza.

COR – cinza-prata.

AROMAS – almíscar.

IMAGEM – o Grande Pai.

ESPAÇO – Zodíaco; Urano.

3. BINAH

ASSUNTO – cristalização, solidificação, limitação, alicerce.

PROBLEMAS QUE EQUILIBRA – instabilidade, dificuldade de consolidação, irresponsabilidade.

COR – anil.

AROMAS – mirra.

IMAGEM – a Grande Mãe.

ESPAÇO – Saturno.

4. CHESED

ASSUNTO – conservação, proteção, nutrição, crescimento.

PROBLEMAS QUE EQUILIBRA – crueldade, destrutividade, irritabilidade, severidade.

COR – azul.

AROMAS – cedro, líquen.

IMAGEM – o Rei Benevolente.

ESPAÇO – Júpiter.

5. GEBURAH

ASSUNTO – limpeza, eliminação, destruição, ruptura, justiça.

PROBLEMAS QUE EQUILIBRA – sentimentalismo, voracidade, possessividade, tirania.

COR – vermelho.

AROMAS – couro, tabaco.

IMAGEM – o Guerreiro Justiceiro.

ESPAÇO – Marte.

6. TIPHERETH

ASSUNTO – equilíbrio, harmonia, cura, renascimento.

PROBLEMAS QUE EQUILIBRA – ociosidade, fantasia, escapismo.

COR – amarelo.

AROMAS – olíbano, angélica.

IMAGEM – o Deus Sacrificado.

ESPAÇO – Sol.

7. NETZACH

ASSUNTO – atração, sincronização, criatividade, fertilidade.

PROBLEMAS QUE EQUILIBRA – falsidade, formalismo.

COR – verde.

AROMAS – benjoim, rosa, sândalo.

IMAGEM – a Deusa Sedutora

ESPAÇO – Vênus.

8. HOD

ASSUNTO – intelecto, controle, comunicação.

PROBLEMAS QUE EQUILIBRA – impulsividade, sensualidade, manipulação.

COR – laranja.

AROMAS – estoraque, nardo, âmbar.

IMAGEM – o Jovem Sábio.

ESPAÇO – Mercúrio.

9. YESOD

ASSUNTO – imaginação, ilusão, projeção, criação.

PROBLEMAS QUE EQUILIBRA – orgulho, espírito de mártir.

COR – violeta.

AROMAS – jasmim, lírio.

IMAGEM – o Deus da Fertilidade.

ESPAÇO – Lua.

10. MALKUT

ASSUNTO – concretização, realização, discriminação, organização, limpeza e seleção.

PROBLEMAS QUE EQUILIBRA – inconsciência, confusão, promiscuidade, falta de seletividade.

CORES – oliva, tijolo, limão, preto (distribuídas em quatro quadrantes).

AROMAS – patchuli, opium.

IMAGEM – a jovem Deusa da Terra.

ESPAÇO – Terra; Plutão.

Observação:

Para obter os aromas artificiais imitando os produtos de origem animal, faça as seguintes misturas:

- âmbar cinzento – olíbano, âmbar (resina), benjoim e estoraque.
- almíscar – angélica, malva e rosa mosqueta.
- couro – deixe um pedaço de camurça imerso por quinze dias em uma mistura de alfazema, bergamota, laranja, rosa e sândalo.

Meditação com a Árvore da Vida

Sendo uma tradição mística erudita, a cabala presta-se a rituais de meditação destinados à exploração do mundo interior e ao trabalho de auto-sugestão para corrigir falhas pessoais e desenvolver novas potencialidades.

A tarefa preparatória para esse tipo de magia é o auto-exame. Faça uma lista de todas as questões que deseja explorar, tanto as negativas (seus defeitos e dificuldades pessoais) como as positivas (capacidades novas que deseja adquirir, novos elementos que deseja incluir na sua vida).

Quando quiser trabalhar com um dos itens da lista, comece por refletir um pouco sobre ele, até identificar a qual das esferas cabalísticas ele está ligado (veja as descrições nas páginas anteriores). Decidido isso, você poderá definir quais serão os símbolos que irão auxiliar sua meditação.

Material:

Uma folha de papel na cor da esfera, impregnada com o perfume correspondente (conforme a lista apresentada anteriormente);

Uma figura, menor que a folha de papel, que lembre a imagem da esfera: um personagem típico de literatura, teatro, folclore, mitologia, tarô etc. Use sua imaginação e intuição para escolhê-la;

Uma foto sua, menor que a figura anterior;

Fita adesiva, tesoura.

Prenda a figura no centro da folha de papel e a sua foto no centro da figura (sem encobrir os detalhes mais importantes). Escolha o lugar onde irá se sentar e disponha esse quadro de modo que fique diante dos seus olhos, suficientemente próximo para que você possa sentir seu perfume.

Sente-se, feche os olhos e relaxe por alguns momentos. Abra os olhos e comece a contemplar o quadro, concentrando a atenção no perfume. Contemple primeiramente as bordas coloridas do papel; procure vivenciar os estados de espírito positivos que sua cor evoca. Combine a cor com o aroma e leve a mistura para dentro da figura. Contemple a figura; entre nela, viaje dentro dela, imaginando que é levado pelo aroma colorido. Sinta tudo de bom que a imagem possui, apreenda sua lição de vida.

A seguir, coloque tudo dentro da sua própria foto: aroma, cor, experiências. Contemple-a, imaginando-a cheia com a cor, o aroma e as boas qualidades que trouxe para aí. Concentre tudo em um ponto luminoso no centro da foto. Sinta o perfume evaporando da foto em sua direção, trazendo todas as coisas boas que ali estão; feche os olhos e sinta o aroma penetrando em seu coração e espalhando-se por todo o seu corpo.

Mantenha essa sensação por algum tempo. Quando estiver satisfeito, volte a prestar atenção no ambiente exterior; mova lentamente braços e pernas, espreguice-se e abra os olhos, encerrando a meditação.

Capítulo VI
OS 22 CAMINHOS DO TARÔ

A parte do tarô geralmente utilizada em encantamentos e meditações, que possui correspondências de cor e aroma, é o conjunto dos 22 arcanos maiores.

0. LOUCO

COR – amarelo.

PERFUME – gálbano.

ASSUNTO – necessidade de dar vazão aos impulsos inconscientes.

IMAGEM – homem jovem andando na beira de um abismo, seguido por cão.

1. MAGO

COR – laranja.

PERFUME – estoraque.

ASSUNTO – necessidade de tomar decisões rápidas.

IMAGEM – homem jovem manipulando vara mágica, diante de mesa com objetos sagrados.

2. SACERDOTISA

COR – violeta.

PERFUME – cânfora.

ASSUNTO – necessidade de parar para refletir.

IMAGEM – mulher idosa, sentada em um trono, segurando livro aberto.

3. IMPERATRIZ

COR – verde.

PERFUME – sândalo.

ASSUNTO – necessidade de se organizar para resolver problemas.

IMAGEM – mulher jovem, coroada, sentada entre estrelas, com a lua e a água aos seus pés.

4. IMPERADOR

COR – vermelho.

PERFUME – manjericão.

ASSUNTO – necessidade de fazer um esforço para dominar a situação.

IMAGEM – homem jovem, coroado, segurando um cetro e levantando-se de seu trono.

5. SACERDOTE

COR – coral.

PERFUME – baunilha.

ASSUNTO – necessidade de ouvir a consciência e a ética.

IMAGEM – homem idoso, em vestes sacerdotais, sentado diante de dois fiéis ajoelhados.

6. ENAMORADO

COR – laranja.

PERFUME – alfazema.

ASSUNTO – necessidade de escolher entre dois caminhos.

IMAGEM – homem jovem ladeado por duas mulheres e alvejado por um cupido.

7. CARRO

COR – laranja-amarelado.

PERFUME – lótus.

ASSUNTO – necessidade de assumir o controle sobre seu caminho.

IMAGEM – homem jovem, em trajes guerreiros, dirigindo um carro puxado por dois cavalos.

8. JUSTIÇA

COR – verde.

PERFUME – hortelã.

ASSUNTO – necessidade de avaliar uma situação e eliminar o indesejável.

IMAGEM – mulher jovem, sentada, segurando uma espada e uma balança.

9. EREMITA

COR – amarelo-limão.

PERFUME – lírio.

ASSUNTO – necessidade de reavaliação interior.

IMAGEM – homem velho, com manto de peregrino, apoiado em um cajado e segurando uma lanterna.

10. FORTUNA

COR – azul.

PERFUME – açafrão.

ASSUNTO – necessidade de se preparar para uma mudança.

IMAGEM – roda suspensa em armação, com dois seres presos ao arco e encimada por uma esfinge.

11. FORÇA

COR – amarelo.

PERFUME – olíbano.

ASSUNTO – necessidade de usar sua força de forma criativa.

IMAGEM – mulher jovem que subjuga com carinho um leão.

12. ENFORCADO

COR – azul.

PERFUME – mirra.

ASSUNTO – necessidade de conhecer melhor a realidade.

IMAGEM – homem jovem dependurado por um pé em uma trave presa entre duas árvores.

13. MORTE

COR – azul-esverdeado.

PERFUME – pinho.

ASSUNTO – necessidade de viver e superar perda e destruição interior.

IMAGEM – a morte, sob a forma de esqueleto, ceifando cadáveres que brotam do chão.

14. TEMPERANÇA

COR – azul.

PERFUME – aloés.

ASSUNTO – necessidade de esperar com paciência.

IMAGEM – anjo de pé na beira de um rio, derramando um líquido de um jarro para outro.

15. DIABO

COR – violeta.

PERFUME – almíscar.

ASSUNTO – necessidade de agir com paixão, mas sem ser escravizado por ela.

IMAGEM – diabo sentado sobre uma pedra, à qual estão acorrentados um homem e uma mulher.

16. TORRE

COR – vermelho.

PERFUME – pimenta.

ASSUNTO – necessidade de enfrentar ruptura violenta.

IMAGEM – uma torre atingida por um raio, da qual duas pessoas caem junto com os escombros.

17. ESTRELA

COR – púrpura.

PERFUME – bergamota.

ASSUNTO – necessidade de se abrir para novas experiências.

IMAGEM – mulher jovem, sentada à beira de um rio, derramando líquido de duas jarras no chão.

18. LUA

COR – magenta.

PERFUME – violeta.

ASSUNTO – necessidade de distinguir o que se oculta sob as aparências.

IMAGEM – caminho ladeado por cães, que parte do lago e se perde no horizonte noturno.

19. SOL

COR – amarelo.

PERFUME – canela.

ASSUNTO – necessidade de viver simplesmente, pela experiência direta.

IMAGEM – duas crianças brincando em um jardim iluminado pelo sol.

20. JULGAMENTO

COR – vermelho.

PERFUME – olíbano.

ASSUNTO – necessidade de se libertar para seguir novos caminhos.

IMAGEM – ressuscitados saem das tumbas abertas ao som da trombeta tocada por um anjo.

21. MUNDO

COR – anil.

PERFUME – cipreste.

ASSUNTO – necessidade de aproveitar um momento de realizações.

IMAGEM – mulher dança no meio de guirlanda, cercada por leão, touro, águia e anjo.

Meditação com o tarô

Se quiser fazer uma meditação usando o Tarô para resolver um problema, utilize a própria carta como imagem simbólica; escolha-a de acordo com o tipo de problema a que cada uma corresponde, conforme indicado anteriormente; ou contemple o conjunto das cartas e escolha uma que lhe chame a atenção no momento e que lhe pareça ter alguma relação com seu problema: pode expressar a maneira como você está se sentindo, pode descrever o problema ou pode sugerir uma solução ou um conselheiro adequado para o momento.

Para auxiliar sua concentração, coloque ao lado da figura um aromatizador com o perfume associado à carta escolhida. Durante a meditação, procure manter a percepção do aroma e deixe que ele o conduza pelos caminhos da carta. Viaje pelo seu mundo, converse com sua personagem, escute seus conselhos e, quando estiver satisfeito, retorne à consciência habitual.

Um dia vivendo um arcano

Quando você estiver precisando entender melhor uma situação, ou quando quiser fazer um exercício para desenvolver uma qualidade em você, observe o conjunto dos 22 arcanos e escolha a carta que melhor expressa o assunto. Contemple-a e procure observar a postura e a expressão do personagem, seu modo de se mover, seu olhar etc.; tente entender como ele se sente e como vê o mundo. Escolha um dia para viver como esse personagem: use uma roupa com a cor do arcano e perfume-se com o seu aroma. Durante o dia inteiro, preste atenção a esses indicadores externos do arcano; não deixe que o perfume desapareça, reponha-o quantas vezes for necessário. Use-o como guia para sentir-se e comportar-se de modo semelhante ao personagem, procurando incorporar seu lado mais positivo.

Capítulo VII

O CÍRCULO DO ZODÍACO

Um mapa natal interpretado sob o ponto de vista psicológico é um excelente instrumento para a realização de mudanças interiores.

Se você não entender do assunto, mande fazer seu mapa, acompanhado por uma interpretação personalizada (não uma interpretação pronta de um programa de astrologia por computador). Procure ter essa interpretação por escrito ou grave a entrevista com o profissional que o atendeu. Com esse material nas mãos, estude-o, procurando identificar os princípios básicos de sua personalidade. O apêndice deste livro (Interpretação psicológica do mapa astral) o auxiliará nessa tarefa.

Tente identificar, no seu cotidiano, as possíveis tensões, as crises e as questões mal resolvidas envolvendo cada um desses princípios. Faça uma lista de problemas a trabalhar. Com esse material pronto, passe a preparar rituais de meditação e viagem imaginária que lhe permitam fazer contato com os elementos do seu mapa. A relação apresentada a seguir fornece as informações necessárias para o uso do material simbólico associado a cada signo; para os outros componentes do mapa, consulte as listas dos sete luminares e dos quatro elementos.

FIGURA 6

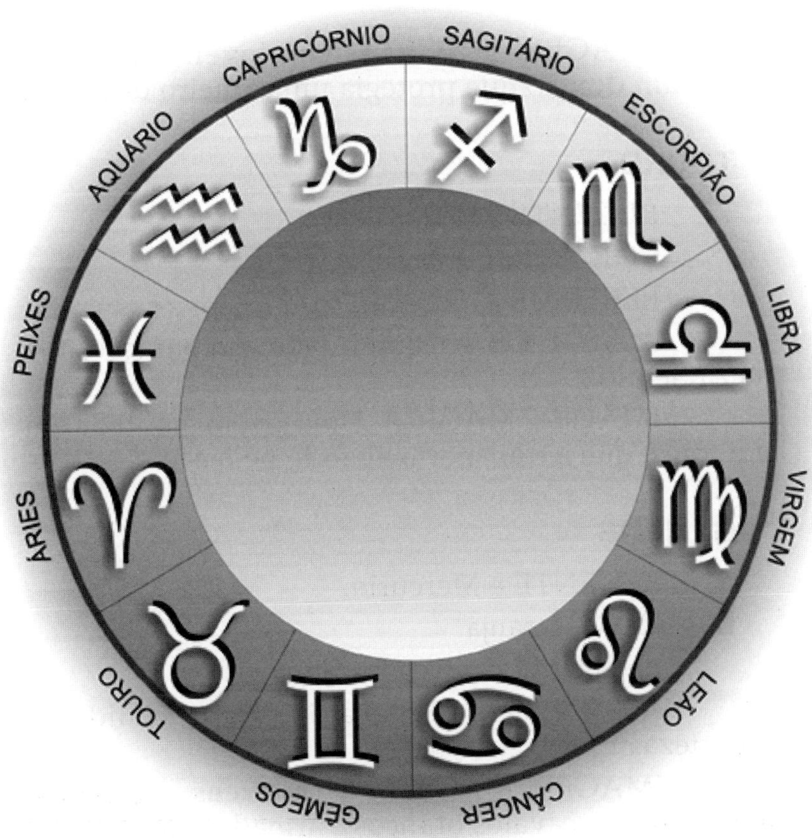

OS SIGNOS DO ZODÍACO

ÁRIES

REGENTE – Marte.

COR – vermelho.

PERFUME – madeira, coentro.

ASSUNTOS – início, impulso, audácia, criação.

IMAGEM MÁGICA: Um jovem guerreiro vence um dragão que protegia um carneiro dourado.

TOURO

REGENTE – Vênus.

COR – verde-escuro.

PERFUME – almíscar, rosa.

ASSUNTOS – fecundidade, preparação, firmeza, lentidão.

IMAGEM MÁGICA: Uma jovem montada em um touro que a transporta voando pelo céu.

GÊMEOS

REGENTE – Mercúrio.

COR – laranja.

PERFUME – anis, alfazema.

ASSUNTOS – duplicação, superficialidade, esperteza.

IMAGEM MÁGICA: Dois jovens guerreiros, montados em cavalos brancos e armados com lanças.

CÂNCER

REGENTE – Lua.

COR – violeta.

PERFUME – cânfora, jasmim.

ASSUNTOS – frutificação, gestação, plenitude, nutrição.

IMAGEM MÁGICA: Uma matrona colocando um caranguejo em um lodaçal.

LEÃO

REGENTE – Sol.

COR – amarelo.

PERFUME – canela, âmbar.

ASSUNTOS – brilho, amadurecimento, liderança, calor.

IMAGEM MÁGICA: Um forte guerreiro vestido com a enorme pele dourada de um leão.

VIRGEM

REGENTE – Mercúrio.

COR – palha.

PERFUME – hortelã, bergamota.

ASSUNTOS – espera, organização, distribuição.

IMAGEM MÁGICA: Uma jovem sob uma árvore, acompanhada por um cão.

LIBRA

REGENTE – Vênus.

COR – verde-claro.

PERFUME – violeta, gálbano.

ASSUNTOS – equilíbrio, distribuição, conciliação, beleza.

IMAGEM MÁGICA: Uma jovem serena, dentro de uma sala, segurando uma balança.

ESCORPIÃO

REGENTE – Marte.

COR – grená.

PERFUME – alecrim, pimenta.

ASSUNTOS – morte, perda, transmutação, doação.

IMAGEM MÁGICA: Uma jovem caçadora, na beira da água, colocando no chão um escorpião.

SAGITÁRIO

REGENTE – Júpiter.

COR – azul-claro.

PERFUME – pinho, cedro.

ASSUNTOS – fartura, expansão, dispersão, segurança.

IMAGEM MÁGICA: Um homem montado a cavalo, apontando uma flecha para o alto.

CAPRICÓRNIO

REGENTE – Saturno.

COR – preto.

PERFUME – mirra, vetiver.

ASSUNTOS – repressão, dormência, reservas, terra.

IMAGEM MÁGICA: Uma cabra acompanhada por dois cabritos e um menino.

AQUÁRIO

REGENTE – Saturno.

COR – cinza-claro.

PERFUME – eucalipto, cipreste.

ASSUNTOS – limpeza, eliminação, libertação.

IMAGEM MÁGICA: Um rapaz muito bonito, segurando uma jarra com água.

PEIXES

REGENTE – Júpiter.

COR – azul-escuro.

PERFUME – moscada, patchuli.

ASSUNTOS – imersão, dissolução, abertura, germinação

IMAGEM MÁGICA: Um rapaz e uma moça, viajando no mar, cada um nas costas de um peixe.

SEJA SEU SIGNO

Use o perfume do seu signo solar, sozinho ou combinado com o do Ascendente e o da Lua; isso irá despertar e valorizar as qualidades desses componentes da sua personalidade.

SAUDAÇÃO AOS SIGNOS

Na Religião Antiga, a comemoração das datas que marcam a passagem do ano mágico é fundamental. Nos calendários solares, o mês mágico não inicia no primeiro dia do mês civil, mas no dia da entrada do Sol em um novo signo (nos calendários lunisolares, o mês começa na Lua Nova mais próxima desse dia).

Realize mensalmente um ritual de saudação ao novo signo.

Material:

Enfeites na cor do signo que começa (podem ser simplesmente enfeites de papel ou tecido);

Aromatizador ambiente com um perfume do signo (sachês, pastilhas, defumadores, essências);

Alimentos do planeta regente do signo.

Planeje a preparação de uma das refeições do dia (de preferência uma que possa ser compartilhada por todos os moradores da casa) com os alimentos do planeta regente do novo signo (ver Capítulo III).

Quando for preparar os pratos, coloque um aromatizador ambiente na cozinha e sente-se para fazer uma meditação rápida. Imagine a cena descrita na imagem mágica do signo. Observe-a durante o tempo que desejar. Entre em contato com o personagem principal. Dê-lhe as boas vindas e peça que ele lhe dê seus poderes especiais durante o mês que começa. Quando estiver satisfeito, despeça-se e volte à consciência comum.

Prepare os alimentos normalmente. Na hora de servir a refeição, enfeite o cômodo com a cor do signo e coloque aromatizadores com o seu perfume. Lembre-se da conversa com o personagem do signo e renove seu pedido.

Mais tarde, reflita a respeito de um projeto para o mês que entra, que seja relacionado com a força do signo regente. Anote-o e procure realizá-lo.

Compondo sua personalidade mágica

Analise o seu mapa astral. Componha com seus elementos um personagem que pode ser seu lado mais criativo e promissor: este personagem será sua personalidade mágica.

Se quiser, procure informar-se a respeito das mitologias que mais lhe agradam e identifique um personagem mítico que possa corresponder ao que você criou. Se preferir, crie você mesmo todas as suas características: nome, estilo de vida, comportamento, aparência física, modo de vestir, atividades preferidas, habilidades, problemas e dificuldades.

Procure manter-se sempre consciente dessa personalidade, durante suas atividades cotidianas: sinta-se como ela, aja como ela. Para auxiliar essa identificação, faça um ritual semanal, no dia do principal planeta ligado a ela: geralmente, o Sol e a Lua são os mais importantes; mas uma mulher pode trabalhar com Vênus e um homem com Marte, por exemplo.

Material:

Uma vela aromatizada com um perfume do planeta;

Uma folha de papel branco comum;

Lápis preto, lápis de cor, canetas hidrográficas;

Suporte para a vela;

Fósforos.

Sente-se diante de uma mesa, com todo o material sobre ela. Relaxe por alguns instantes. Acenda a vela e fique contemplando sua chama, sentindo seu aroma, enquanto concentra a mente na sua personalidade mágica. Peça que ela venha até você. Quando conseguir visualizá-la, converse com ela: faça as perguntas que quiser, peça orientações sobre o dia-a-dia, viaje com ela. Quando estiver satisfeito, retorne para a consciência comum. Faça um desenho que descreva o que ocorreu de mais importante nesse encontro; prenda-o na parede, no seu espaço mágico, e, durante o resto da semana, use esse quadro para seus exercícios de meditação.

Capítulo VIII
OS QUATRO ELEMENTOS

Os quatro elementos da tradição ocidental estão associados com as estações do ano, as direções do espaço, os elementais e os arcanjos. Os dados aqui apresentados estão adaptados para o Hemisfério Sul, onde o movimento aparente dos corpos celestes é o inverso ao que ocorre no Hemisfério Norte. Por exemplo, enquanto no Hemisfério Sul esse movimento parece darse no sentido contrário ao do movimento do relógio, no Hemisfério Norte o movimento se dá no sentido horário.

AR

DIREÇÃO – leste.

ESTAÇÃO – primavera.

ELEMENTAIS – silfos.

ARCANJO – Rafael.

ASSUNTOS – intelecto, luta, estudo.

SÍMBOLO – águia.

COR – azul.

AROMAS – alfazema, benjoim, verbena, violeta, hortelã, anis.

FOGO

DIREÇÃO – norte.

ESTAÇÃO – verão.

ELEMENTAIS – salamandras.

ARCANJO – Miguel.

ASSUNTOS – vigor, trabalho, ação.

SÍMBOLO – leão.

COR – vermelho.

AROMAS – canela, patchuli, almíscar, manjericão, laranja, cravo.

ÁGUA

DIREÇÃO – oeste.

ESTAÇÃO – outono.

ELEMENTAIS – ondinas.

ARCANJO – Gabriel.

ASSUNTOS – emoção, sedução, arte.

SÍMBOLO – anjo.

COR – verde

AROMAS – jasmim, cânfora, cananga (ilangue-ilangue), limão, âmbar, nardo.

TERRA

DIREÇÃO – sul.

ESTAÇÃO – inverno.

ELEMENTAIS – gnomos.

ARCANJO – Uriel.

ASSUNTOS – paciência, riqueza, terra.

SÍMBOLO – touro.

COR – amarelo.

AROMAS – vetiver, mirra, sândalo, baunilha, angélica, arruda.

MAGIA DO FOGO

A mais simples magia do fogo, que pode ser realizada sem problemas em uma residência urbana, é a que utiliza velas. O elemento fogo age diretamente sobre os assuntos de trabalho e atividade física; entretanto, ele pode ser usado para jogar mais vigor e ação nos assuntos dos outros elementos. O elemento ar influencia os assuntos intelectuais: os estudos, a comunicação, as pesquisas, o ensino. Mas se uma pessoa precisa, por exemplo, aumentar seu vigor mental para submeter-se a um concurso difícil, pode usar a magia do fogo para isso. O mesmo ocorre quando, em assuntos afetivos da água, o interesse é favorecer a paixão e a sexualidade; e quando, nos assuntos materiais regidos pela terra, queremos estimular e acelerar o crescimento dos bens.

Material:

Uma vela de três ou sete dias, com a cor e um dos aromas adequados ao assunto da magia;

Um estilete (palito, estilete para massa de modelar etc.);

Um suporte para a vela;

Fósforos.

Faça a magia no quarto crescente. Sente-se junto ao seu altar ou no local onde costuma fazer suas meditações, com todo o material. Relaxe por alguns instantes, concentre-se e forme em sua mente uma imagem bem clara do que deseja pedir.

Com o estilete, vá escrevendo ou desenhando, em toda a superfície da vela, frases, palavras ou imagens representativas de seu desejo. Quando terminar, segure a vela e, voltado de frente para o norte, peça às salamandras que atendam ao seu pedido. Acenda a vela e deixe que queime até o fim.

MAGIA DA TERRA

O elemento terra está relacionado aos bens, à riqueza e à fartura; mas pode ser usado para dar mais firmeza, solidez e permanência aos assuntos dos outros elementos. Isto pode ocorrer, por exemplo, quando um pedido na área afetiva da água envolve o desejo de estabelecimento de uma relação estável (seja um casamento formal ou não); quando um pedido de fogo envolve a necessidade de desenvolver a firmeza necessária para levar até o fim um empreendimento iniciado; ou quando é necessária a mesma solidez para manter, a longo prazo, um esforço intelectual (em pesquisas, em estudos difíceis, na produção intelectual).

Material:

Uma porção de ervas secas (pétalas, folhas);

Essência no aroma do elemento envolvido no problema;

Um pedaço de papel branco virgem;

Lápis;

Um frasco (de barro ou transparente) de boca larga, sem tampa;

Uma espátula.

Faça este encantamento na Lua cheia. Pingue a essência sobre as ervas e misture bem; a seguir, coloque as ervas dentro do frasco. Escreva seu pedido no papel, procurando formulá-lo com a máxima clareza; faça com o papel um rolinho apertado e enfie-o dentro do pote, no meio das ervas, fazendo com que elas o cubram completamente. Segure o pote e, voltado de frente para o norte, peça aos gnomos que atendam ao seu pedido.

Deixe o frasco na sala da sua casa, ou no seu quarto. Quando conseguir o que pediu, enterre tudo na terra de um vaso de planta ou em um jardim.

Magia do ar

O ar está relacionado aos assuntos da mente: o pensamento, o estudo, a fala, a escrita, a lógica, a abstração. Quando a magia do ar é usada para um assunto de outro elemento, favorece o distanciamento crítico, a reflexão, o encontro de um ponto de equilíbrio ou o aumento da capacidade de comunicação em relação ao problema. Assim, faz com que, nas questões da água, a pessoa encontre formas de entrar em contato com o objeto de seu desejo, ou que modere seus impulsos, pesando as conseqüências de sua vontade; nos assuntos do fogo, favorece uma atividade mais calma de planejamento e de elaboração de projetos antes de entrar em ação; nos assuntos de terra, ajuda a avaliar melhor as próprias necessidades, evitando a ganância injustificada, e auxilia a planejar os investimentos necessários para atingir as metas de crescimento.

Material:

Um aromatizador ambiente de sua preferência (veja o capítulo sobre o assunto), com o aroma adequado ao elemento que rege o seu pedido;

Papel e lápis (para fazer anotações);

Faça este encantamento nos últimos dias da Lua cheia ou no início do quarto minguante, que é um período de limpeza e crítica.

Sente-se em um lugar tranqüilo, com todo o material junto de você. Reflita por algum tempo sobre seu desejo, até formulá-lo com muita clareza; escreva ou desenhe algo que represente isso. Observe esse registro por algum tempo, até que ele esteja bem gravado em sua mente.

Espalhe o aroma em volta de você. Feche os olhos, relaxe e concentre-se no que escreveu ou desenhou. Deixe sua mente examinar o problema; invoque os silfos e peça sua ajuda. Converse com eles e apresente-lhes seu pedido, prestando atenção a qualquer resposta que eles dêem. Quando estiver satisfeito, retorne à consciência comum; queime o papel e espalhe as cinzas ao vento, fora de casa.

MAGIA DA ÁGUA

A água é essencial para a germinação das sementes; por isso, elas são um símbolo tradicionalmente usado para representar o poder mágico desse elemento.

O elemento água está ligado às emoções e às questões afetivas em geral; mas empresta seu toque de ternura aos outros elementos, humanizando e moderando um trabalho ou um esforço necessário a um pedido de fogo; dando a sensibilidade adequada para evitar o exagero na disciplina, na organização e na busca de ganho necessárias às questões de terra; e incluindo o prazer como uma das condições necessárias para a realização das atividades intelectuais ligadas ao ar.

Material:

Uma tigela de vidro, louça ou plástico branco ou incolor transparente, rasa e de boca larga;

Um potinho ou copinho do mesmo material, mais estreito e alto;

Água pura;

Perfume feito com a essência adequada ao elemento que rege o problema;

Um pedaço de algodão que absorva bem a água;

Um pedaço de papel branco virgem;

Lápis;

Uma ou mais sementes pequenas (de feijão, de cereal, de alguma erva, de uma flor etc.);

Um saquinho de pedrinhas para aquário, na cor do elemento para o qual escolheu o perfume.

Faça este encantamento na Lua nova. Escreva seu pedido no papel e coloque-o no fundo do potinho. Molhe o algodão em água pura, coloque as sementes dentro dele e ponha-o sobre o papel. Coloque o potinho no meio da tigela larga.

Encha a tigela com as pedrinhas coloridas e despeje o perfume por cima.

Segure a tigela e, voltado de frente para o oeste, faça seu pedido às ondinas. Coloque a tigela na sala da sua casa ou no seu quarto, até que as sementes germinem; quando elas estiverem firmes, plante-as em um vaso ou jardim, enterrando o papel por baixo.

Capítulo IX
DIVINDADES DA UMBANDA E DO CANDOMBLÉ

ORIXÁS

Exu

DIA – segunda-feira.

ASSUNTOS – trabalho, proteção (casa, corpo).

CORES – preto e vermelho.

AROMAS (mistura) – salsa, arruda, guiné.

COMIDAS – bife (de carne bovina), farofa, cachaça.

PRESENTES – velas, moedas, jóias.

LOCAL – encruzilhadas.

Omolu

DIA – segunda-feira.

ASSUNTOS – saúde.

CORES – preto e branco ou vermelho.

AROMAS (mistura) – mirra, incenso.

COMIDAS – pipoca, bife (de carne de porco), água.

PRESENTES – velas.

LOCAL – cemitério.

Nanã

DIA – terça-feira.

ASSUNTOS – feitiços, perigos.

CORES – anil e branco, roxo.

AROMAS (mistura) – salsa, manjerona, arruda.

COMIDAS – bertalha refogada com camarão seco; doce de batata-roxa.

PRESENTES – flores, velas.

LOCAL – beira da água.

Iroco

DIA – terça-feira.

ASSUNTOS – reviravoltas, mudanças.

CORES – branco, cinza, verde e palha.

AROMAS (mistura) – arruda, guiné.

COMIDAS – feijão-branco com camarão seco, pipoca doce.

PRESENTES – lenços, fitas (brancos).

LOCAL – sua árvore, mata.

Xangô

DIA – quarta-feira.

ASSUNTOS – justiça, sedução.

CORES – vermelho e branco, marrom.

AROMAS (mistura) – incenso, benjoim.

COMIDAS – ensopado de quiabo com camarão seco, arroz com leite de coco; cerveja preta.

PRESENTES – machado de dois gumes, velas.

LOCAL – pedreira.

Iansã

DIA – quarta-feira.

ASSUNTOS – iniciativa, coragem, sensualidade.

CORES – vermelho e branco, ou coral.

AROMAS (mistura) – alecrim, alfazema (mulheres); alecrim, manjericão (homens).

COMIDAS – bobó (camarão com molho engrossado com inhame), galinha ensopada.

PRESENTES – jóias, artigos de toucador.

LOCAL – cachoeira.

Obá

DIA – quarta-feira.

ASSUNTOS – justiça, equilíbrio.

CORES – laranja, amarelo.

AROMAS (mistura) – alecrim, alfazema, manjericão.

COMIDAS – ovo frito sobre molho de cebola, ervas e dendê; feijão-fradinho com ovos cozidos.

PRESENTES – jóias, artigos de toucador.

LOCAL – cachoeira.

Ogum

DIA – quinta-feira.

ASSUNTOS – audácia, habilidade.

CORES – anil, ou vermelho e branco.

AROMAS (mistura) – guiné, arruda, eucalipto.

COMIDAS – angu com molho de carne, feijoada, cerveja clara.

PRESENTES – adereços de guerreiro, velas; inhame-cará cozido, com palitos de dendê espetados.

LOCAL – reta dos caminhos.

Oxóssi

DIA – quinta-feira.

ASSUNTOS – alimento, segurança.

CORES – verde ou verde-azulado.

AROMAS (mistura) – arruda, guiné, louro.

COMIDAS – milho cozido com coco ralado (doce ou salgado), farofa com amendoim; cerveja clara.

PRESENTES – adereços de caçador.

LOCAL – mata.

Oxumarê

DIA – quinta-feira.

ASSUNTOS – fertilidade, fartura.

CORES – verde e amarelo, ou todas as cores do arco-íris.

AROMAS (mistura) – manjericão, arruda, manjerona.

COMIDAS – purê de batata-doce, bertalha com ovos cozidos.

PRESENTES – adereços em feitio de serpente, sempre aos pares; trança de fitas coloridas.

LOCAL – rio, fonte.

Ossâim

DIA – quinta-feira.

ASSUNTOS – saúde, magia.

CORES – verde e rosa, amarelo, marrom.

AROMAS (mistura) – guiné, eucalipto, louro.

COMIDAS – canjiquinha doce (com coco), purê de inhame.

PRESENTES – moedas, velas.

LOCAL – mata.

LOGUNEDÉ

DIA – quinta-feira ou terça-feira.

ASSUNTOS – alegria, sorte, beleza.

CORES – azul e amarelo.

AROMAS (mistura) – manjericão, alecrim, louro.

COMIDAS – abóbora com carne-seca, fritada de camarão.

PRESENTES – objetos de Oxóssi e de Oxum.

LOCAL – rio e mata.

OXALÁ

DIA – sexta-feira.

ASSUNTOS – saúde, progresso, paz.

COR – branco.

AROMAS (mistura) – incenso, laranja, manjericão.

COMIDAS – canjica; arroz com leite de coco e molho de carne-seca.

PRESENTES – velas.

LOCAL – igreja, jardim.

IEMANJÁ

DIA – sábado.

ASSUNTOS – harmonia no lar, crescimento.

CORES – cristal incolor, azul-claro.

AROMAS (mistura) – jasmim, hortelã, rosa branca (mulheres); manjericão, alecrim, guiné (homens).

COMIDAS – manjar branco, peixe ensopado.

PRESENTES – adereços de toucador.

LOCAL – praia.

Oxum

DIA – sábado.

ASSUNTOS – gravidez, parto, bebê, amor.

COR – amarelo.

AROMAS (mistura) – manjericão, manjerona, rosa (mulheres); manjericão, alecrim, verbena (homens).

COMIDAS – feijão-fradinho com camarão seco e ovo cozido; canjica.

PRESENTES – adereços de toucador.

LOCAL – rio.

Euá

DIA – sábado.

ASSUNTOS – limpeza, harmonia, beleza, alegria.

CORES – vermelho e branco.

AROMAS (mistura) – jasmim, alfazema, manjericão.

COMIDAS – canjiquinha com camarão seco, banana frita.

PRESENTES – adereços de toucador.

LOCAL – rio.

IBÊJI

DIA – domingo.

ASSUNTOS – união, família, crianças.

CORES – rosa, azul, verde.

AROMAS (mistura) – benjoim, incenso.

COMIDAS – quiabo picado com amendoim e camarão seco; cocada.

PRESENTES – brinquedos, doces.

LOCAL – jardim.

POVOS E LINHAS DA UMBANDA

POVO DA RUA – EXUS, POMBAGIRAS

DIA – segunda-feira.

ASSUNTOS – abrir caminhos, prosperidade.

CORES – vermelho e preto.

AROMAS (mistura) – arruda, guiné, pimenta.

COMIDAS – farofa, bife, cachaça, cidra.

PRESENTES – jóias, moedas, cigarros, charutos, velas.

LOCAL – encruzilhadas.

LINHA DAS ALMAS – EGUNS (POVO DO CEMITÉRIO)

DIA – segunda-feira.

ASSUNTOS – feitiços.

COR – branco.

AROMAS (mistura) – mirra, incenso.

COMIDAS – jardineira de legumes; frango ensopado com pirão.

PRESENTES – velas.

LOCAL – cemitério.

Povo da Mata – Caboclos

DIA – quinta-feira.

ASSUNTOS – limpeza, cura.

CORES – branco com verde, amarelo, vermelho, laranja.

AROMAS (mistura) – eucalipto, louro, mate.

COMIDAS – arroz com carne-seca; salada de frutas.

PRESENTES – adereços de índio ou de vaqueiro, velas.

LOCAL – mata.

Linha da África – Pretos-velhos

DIA – sexta-feira.

ASSUNTOS – cura, feitiços.

CORES – preto e branco.

AROMAS (mistura) – tabaco, arruda, guiné.

COMIDAS – feijão-preto com lingüiça ou carne-seca; bacalhau com batatas e pirão; vinho, café.

PRESENTES – cachimbo, fumo de rolo, bengala, velas.

LOCAL – jardim.

LINHA DOS SANTOS (SUBORDINADA A OXALÁ)

DIA – sexta-feira.

ASSUNTO – cura.

COR – branco.

AROMAS (mistura) – benjoim, mirra, incenso.

COMIDAS – as mesmas de Oxalá.

PRESENTES – velas.

LOCAL – igreja.

POVO DAS ÁGUAS – SEREIAS, ONDINAS ETC.

DIA – sábado.

ASSUNTOS – amor, fertilidade, harmonia, cura.

CORES – azul, amarelo, rosa, branco.

AROMAS (mistura) – alfazema, rosa, benjoim.

COMIDAS – as mesmas de Iemanjá e Oxum.

PRESENTES – jóias, espelho, perfume, flores.

LOCAL – rio, cachoeira ou praia.

LINHA DA BEIJADA – CRIANÇAS

DIA – domingo.

ASSUNTO – proteção.

CORES – variadas, em tons claros.

AROMAS (mistura) – benjoim, incenso.

COMIDAS – as mesmas de Ibêji, além de outros doces; refrigerante.

PRESENTES – brinquedos, doces.

LOCAL – jardim.

LINHA DO ORIENTE – CIGANOS, MAGOS ETC.

DIA – domingo.

ASSUNTOS – magia, cura.

CORES – multicor, cores claras (não usam preto).

AROMAS (mistura) – incenso, opium, benjoim, sândalo.

COMIDAS – frutas doces, pães, doces.

PRESENTES – velas.

LOCAL – jardim.

OFERENDAS PARA OS ORIXÁS E OS POVOS DE UMBANDA

Material:

Ingredientes de um alimento preferido pela entidade;

Uma vela na cor da entidade;

Defumador (sem carvão) no aroma da entidade;

Fósforos;

Uma garrafa de bebida apreciada pela entidade;

Abridor de garrafas;

Presentes para a entidade;

Folhas grandes de verdura ou de bananeira.

Faça a oferenda sempre no dia da semana consagrado à entidade homenageada. Prepare-se tomando um banho de limpeza e acendendo uma vela para seu anjo-de-guarda.

Prepare uma porção do alimento preferido pela entidade. Se for fazer apenas para ela, faça uma porção pequena; se for compartilhar o alimento entre várias pessoas, faça uma porção maior e retire a primeira porção para a entidade, colocando-a no altar até a hora de entregá-la.

Leve para o local adequado o alimento e todo o resto do material. Arrume o alimento em cima das folhas que levou, como se elas fossem um prato; coloque no chão, no lugar adequado, arrumando os outros presentes em volta; derrame a bebida por cima (não deixe a garrafa ou outro recipiente no local). Coloque a vela de um dos lados (se for em local de terra, ponha-a dentro de uma cova para evitar incêndios) e o defumador do outro; acenda-os e faça seu pedido.

ATRAINDO ENTIDADES PROTETORAS

Identifique, de acordo com os ritos tradicionais da religião, qual é a sua entidade protetora na umbanda ou no candomblé. Semanalmente, no dia consagrado a essa entidade, tome um banho com seus aromas (consulte o capítulo sobre banhos de cheiro para saber como prepará-los).

Você também pode usar no dia-a-dia um perfume dessa entidade e acender defumadores ou velas aromáticas com seu aroma em casa ou no trabalho.

Capítulo X
FESTIVAIS DA NATUREZA

A antiga religião da terra celta, chamada em língua inglesa *wicca*, tem oito grandes festas anuais: são as datas de início das quatro estações e o meio dessas estações. As festas originais foram criadas no Hemisfério Norte, no qual as estações são invertidas em relação ao nosso país. Por este motivo, para fazer as comemorações nas datas corretas, não podemos nos prender ao calendário dos livros escritos por autores estrangeiros, mas precisamos conhecer as datas certas para o Hemisfério Sul (veja a seguir).

1. EQUINÓCIO DA PRIMAVERA

DATA – 23 de setembro.

SIGNIFICADO – início, plantio.

SÍMBOLOS – ovo, semente, concha.

CORES – amarelo, verde-claro.

AROMAS – jasmim, morango, violeta, sálvia.

ALIMENTOS – frutas, ovos, leite.

ASSUNTO DO ENCANTAMENTO – começar novos projetos.

RITUAL: Faça um sachê de pano em feitio de ovo, recheado com algodão perfumado. Coloque dentro dele um papel com seu pedido escrito e guarde-o em seu armário.

2. MEIO DA PRIMAVERA

DATA – 1º ou 2 de novembro.

SIGNIFICADO – gestação, proteção.

SÍMBOLOS – flores, fogo.

CORES – verde-escuro, coral.

AROMAS – lilás, incenso, rosa.

ALIMENTOS – ervas, bolo, vinho.

ASSUNTO DO ENCANTAMENTO – proteger um projeto em início.

RITUAL: Corte uma folha de papel comum em quatro tiras, ao comprido, e emende-as com cola. Escreva nela seu pedido. Enrole essa tira começando por um dos cantos e continuando em diagonal, de modo a fazer um canudo comprido; una as duas pontas do canudo, fazendo um anel. Forre com flores artificiais e ervas aromáticas, fazendo uma guirlanda perfumada; pendure em algum lugar na sua casa.

3. SOLSTÍCIO DO VERÃO

DATA – 21 de dezembro.

SIGNIFICADO – vitória, finalização.

SÍMBOLOS – ervas, galhos.

CORES – verde, azul.

AROMAS – limão, pinho, mirra, incenso.

ALIMENTOS – hortaliças, cerveja.

ASSUNTO DO ENCANTAMENTO – os primeiros frutos do projeto.

RITUAL: Escreva seu pedido em um pedaço de fita verde. Com ela, amarre um feixe de ervas e madeiras aromáticas secas (capim-cheiroso, canela etc.). Coloque-o em algum lugar da sua casa.

4. MEIO DO VERÃO

DATA – 1º ou 2 de fevereiro.

SIGNIFICADO – colheita, resultado.

SÍMBOLOS – espiga, fruta.

CORES – amarelo, laranja.

AROMAS – aloés, rosa, sândalo.

ALIMENTOS – pão, carne, cerveja.

ASSUNTO DO ENCANTAMENTO – Colher os frutos do trabalho.

RITUAL – Limpe uma espiga de milho verde. Cubra-a com cravos-da-índia, pedaços de canela, sementes aromáticas, anis estrelado etc. Escreva seu pedido em um pedaço de fita amarela e use-o para pendurar a espiga na cozinha da sua casa.

5. EQUINÓCIO DO OUTONO

DATA – 21 de março.

SIGNIFICADO – avaliação, distribuição.

SÍMBOLOS – pinhas, nozes.

CORES – amarelo, laranja, marrom, verde.

AROMAS – benjoim, mirra, sálvia, opium.

ALIMENTOS – raízes, pão, cidra.

ASSUNTO DO ENCANTAMENTO – Distribuição dos frutos do trabalho.

RITUAL: Faça alguns pãezinhos aromatizados com ervas (use somente produtos comestíveis). Escreva seu pedido em um pedaço de papel em uma das cores da festa; embrulhe um dos pães nele e guarde no armário da cozinha. Dê os outros pães a seus amigos.

6. MEIO DO OUTONO

DATA – 1º ou 2 de maio.

SIGNIFICADO – armazenamento, agradecimento.

SÍMBOLOS – lanterna, espantalho.

CORES – laranja, preto.

AROMAS – hortelã, maçã, moscada, sálvia.

ALIMENTOS – maçã, bolo, abóbora, milho.

ASSUNTO DO ENCANTAMENTO – Arrumação das reservas do produto do trabalho.

RITUAL: Escreva seu pedido em um pedaço de papel. Coloque-o dentro de um pote de barro ou de uma panelinha de ferro. Encha o recipiente com sementes e especiarias bem aromáticas. Coloque na sala da sua casa.

7. SOLSTÍCIO DO INVERNO

DATA – 21 de junho.

SIGNIFICADO – comemoração das realizações.

SÍMBOLOS – árvore, fogo.

CORES – branco, ouro, vermelho, verde.

AROMAS – cedro, alecrim, louro, pinho.

ALIMENTOS – assado, bolo, vinho.

ASSUNTO DO ENCANTAMENTO – Confraternização e descanso do trabalho.

RITUAL: Faça pequenos bolos de especiarias e algumas velas perfumadas. Convide seus amigos para uma refeição festiva e dê-lhes os bolos e as velas de presente.

8. MEIO DO INVERNO

DATA – 1º ou 2 de agosto.

SIGNIFICADO – limpeza, organização.

SÍMBOLOS – vassoura, luzes.

CORES – rosa, vermelho, marrom.

AROMAS – manjericão, mirra.

ALIMENTOS – frutas secas, vinho.

ASSUNTO DO ENCANTAMENTO – Limpeza do ambiente, preparação para o novo ciclo.

RITUAL: Faça uma vassourinha com uma haste comprida (pode ser o cabo de uma vassoura velha) e um amarrado de palha, capim-cheiroso, pedaços compridos de canela e galhos de outras ervas aromáticas. Acenda uma vela perfumada e, com essa vassoura, varra sua casa, dos fundos para a frente. Ao terminar, queime as ervas da vassoura junto com o lixo e jogue tudo fora.

Capítulo XI
ESPÍRITOS CIGANOS

A lista apresentada a seguir contém alguns dos espíritos ciganos mais conhecidos pelos devotos desse povo, indicando as características com que eles se apresentam aos fiéis e que magias gostam de fazer.

ARTÊMIO

TIPO – cabelos e olhos pretos.

COR – verde.

PERFUME – sândalo.

OBJETOS – punhal, moedas.

MAGIA – amarração (união).

CARLOS

TIPO – meia-idade, moreno.

COR – verde.

PERFUME – pinho.

OBJETOS – fita verde com pingente de osso no pescoço.

MAGIA – proteção.

CARMEM

TIPO – cabelos e olhos pretos.

COR – vermelho.

PERFUME – maçã verde.

OBJETOS – baralho comum, tiara com flores e moedas.

MAGIA – amor.

CARMENCITA

TIPO – cabelos e olhos pretos.

COR – coral.

PERFUME – patchuli.

OBJETOS – moedas, lua.

MAGIA – amor, união.

DANÚBIO

TIPO – beduíno (traje árabe); usa barba e bigode.

COR – bege.

PERFUME – incenso.

OBJETOS – fita azul com cruz de madeira no pescoço.

MAGIA – negócios.

ESMERALDA

TIPO – cabelos louros, olhos verdes.

COR – verde-claro.

PERFUME – sândalo.

OBJETOS – tiara com moedas, pedras verdes, signo-salomão (estrela de seis pontas).

MAGIA – dinheiro.

FLORA

TIPO – cabelos e olhos pretos.

COR – vermelho.

PERFUME – morango.
OBJETOS – flores campestres.
MAGIA – amor.

IAGO

TIPO – jovem, moreno.
COR – violeta.
PERFUME – violeta.
OBJETOS – moedas, cristal lilás.
MAGIA – cura.

ILARIM

TIPO – adolescente, indiana.
COR – multicor.
PERFUME – hortelã.
OBJETOS – anel com brilhante.
MAGIA – proteção contra feitiços.

ÍRIS

TIPO – casada (usa lenço no cabelo).
COR – vermelho.
PERFUME – maçã verde.
OBJETOS – moedas, maçãs, pandeiro com fitas.
MAGIA – amor.

LEONIE

TIPO – menina.
COR – verde.

PERFUME – jasmim.

OBJETOS – jasmins.

MAGIA – amor.

MADALENA

TIPO – cabelos e olhos pretos.

COR – multicor, predominando cor-de-rosa.

PERFUME – alfazema.

OBJETOS – moedas presas na roupa; pulseira com talismãs.

MAGIA – amor, união.

MELANIE

TIPO – cabelos e olhos pretos.

COR – amarelo, dourado.

PERFUME – absinto.

OBJETOS – jóias de ouro.

MAGIA – amor.

NICOLAS

TIPO – meia-idade.

COR – azul.

PERFUME – raízes.

OBJETOS – punhal.

MAGIA – proteção.

PABLO

TIPO – cabelos e olhos pretos.

COR – vermelho.

PERFUME – floral.

OBJETOS – cordão com moeda; chapéu preto.
MAGIA – negócios.

PALOMA

TIPO – cabelos e olhos pretos.
COR – multicor, predominando amarela.
PERFUME – verbena.
OBJETOS – punhal, cristal vermelho.
MAGIA – proteção.

RAÍ

TIPO – menina.
COR – arco-íris.
PERFUME – floral.
OBJETOS – relógio solar.
MAGIA – problemas dos olhos.

RAMUR

TIPO – cabelos e olhos pretos.
COR – vermelho.
PERFUME – floral.
OBJETOS – ferradura, ferro.
MAGIA – proteção, segurança.

RODRIGO

TIPO – cabelos e olhos pretos.
COR – branco.
PERFUME – incenso.
OBJETOS – cordão com signo-salomão; violino.
MAGIA – união, harmonia.

ROSA

TIPO – cabelos e olhos pretos.
COR – cor-de-rosa e vermelho.
PERFUME – rosa.
OBJETOS – rosas de várias cores.
MAGIA – amor.

RUAN

TIPO – cabelos e olhos pretos.
COR – vermelho.
PERFUME – almíscar.
OBJETOS – punhal.
MAGIA – feitiço, proteção.

SALAMANDRA

TIPO – ruiva.
COR – vermelho.
PERFUME – flores do campo.
OBJETOS – fogueira.
MAGIA – limpeza, cortar feitiços.

SAMARA

TIPO – ruiva.
COR – multicor, predominando vermelho.
PERFUME – capim-cheiroso.
OBJETOS – vela, fogueira.
MAGIA – feitiços.

SANDRO

TIPO – cabelos e olhos pretos.
COR – verde.
PERFUME – benjoim.
OBJETOS – punhal, moedas.
MAGIA – prosperidade.

SARA

TIPO – cabelos e olhos pretos.
COR – vermelho e amarelo.
PERFUME – rosa.
OBJETOS – moedas.
MAGIA – prosperidade, sucesso, saúde.

SARRACENA

TIPO – marroquina (traje árabe).
COR – azul e amarelo.
PERFUME – maçã verde.
OBJETOS – cristais.
MAGIA – união.

SHANARARA

TIPO – cabelos e olhos pretos.
COR – cor-de-rosa.
PERFUME – morango.
OBJETOS – romã.
MAGIA – amor.

SULAMITA

TIPO – cabelos e olhos pretos.

COR – azul e amarelo.

PERFUME – verbena.

OBJETOS – cristal, folhas de árvores frutíferas.

MAGIA – união, proteção.

SUNAKANA

TIPO – cabelos castanhos claros, olhos verdes.

COR – amarelo, ouro.

PERFUME – benjoim.

OBJETOS – pandeiro; tiara de fitas; jóias douradas.

MAGIA – riqueza.

WLADIMIR

TIPO – usa cavanhaque; jovem.

COR – azul-escuro.

PERFUME – âmbar.

OBJETOS – lenço no cabelo, argola na orelha, cordão com signo-salomão e sol.

MAGIA – união.

WLAVIRA

TIPO – idosa; loura, olhos escuros.

COR – multicor, predominando azul.

PERFUME – floral.

OBJETOS – baralho.

MAGIA – solução de problemas.

YASMIM

TIPO – adolescente.
COR – verde-água e branco.
PERFUME – jasmim.
OBJETOS – concha.
MAGIA – proteção.

ZAIRA

TIPO – cabelos e olhos pretos; casada.
COR – azul-claro.
PERFUME – acácia.
OBJETOS – jóias prateadas.
MAGIA – amor.

ZÍNGARA

TIPO – idosa.
COR – multicor.
PERFUME – laranja.
OBJETOS – folhas.
MAGIA – feitiços.

PEDIDO A UM ESPÍRITO CIGANO

Quando quiser fazer um pedido específico, verifique na lista qual é o espírito que trabalha com o assunto em questão, para poder escolher o material adequado.

Material:

Um recipiente de tamanho adequado: um prato de papel, um tacho de cobre, uma cesta, uma taça larga;

- Uma porção dos alimentos preferidos pelos espíritos ciganos: frutas, doces, pães, cereais em grão;
- Enfeites nas cores usadas pelo espírito cigano: papel, lenços, fitas, flores;
- Uma garrafa de vinho ou de água mineral;
- Copo ou taça incolor ou na cor usada pelo espírito cigano;
- Uma vela na cor do espírito cigano;
- Fósforos;
- Defumador com o aroma usado pelo espírito cigano;
- Um pedaço de papel novo;
- Lápis ou caneta;
- Acessórios opcionais: mel, açúcar, vinagre, pimenta, moedas, fitas, miniatura ou desenho de algo que está pedindo (se for um bem material);
- Objetos característicos do espírito cigano (cartas, cristais, jóias, punhais etc.).

Faça a oferenda de preferência em um domingo. Forre o recipiente com papel, lenços ou fitas. Arrume dentro dele os alimentos; se quiser, enfeite com flores.

Escreva no papel o seu pedido; coloque-o no meio da oferenda. Acrescente um produto relacionado ao tipo de pedido: se for de amor e harmonia, polvilhe açúcar ou despeje mel por cima; se for para afastar um problema ou uma pessoa, borrife pimenta ou vinagre; se for de fartura e prosperidade, acrescente moedas; se for de união, amarre o papel com uma fita cor-de-rosa; se for um pedido de um bem material, coloque por cima a miniatura ou o desenho desse bem.

Coloque a oferenda no seu altar cigano; acenda a vela de um lado e o defumador do outro; abra a garrafa de bebida e sirva em um copo ou taça, fazendo seu pedido. Depois de três dias, entregue em uma mata somente os alimentos e as flores; queime o papel e guarde os outros objetos para a próxima oferenda.

Observação:

Essa oferenda pode ser feita sem ter por motivo um pedido específico, mas apenas para agradar ao espírito de sua devoção. Neste caso, faça-a uma vez por mês, na Lua cheia ou no quarto crescente.

Altar cigano

Material:

Boneca com trajes do espírito cigano a ser colocado no altar (observar cores e estilo; pode ser masculino ou feminino);

Um cristal na cor do espírito cigano;

Uma toalha de mesa pequena (ou um lenço grande) em que predomine a cor do espírito cigano, e que não tenha preto no estampado;

Um suporte para defumador;

Uma taça branca ou na cor do espírito cigano;

Um castiçal;

Uma porção de água de chuva, outra de água de cachoeira e outra de água de rio.

Escolha o local onde irá montar o altar; pode ser uma mesinha ou uma prateleira. Forre-a com o tecido. Em um dia de Lua cheia, misture as três águas e, aspergindo com elas a boneca e o cristal, batize a boneca com o nome do espírito cigano. Coloque a boneca sobre o altar. Arrume em volta dela o castiçal, mais ao norte; o cristal, ao sul; o suporte para defumador, a leste; e a taça a oeste. Se quiser, acrescente objetos de uso do espírito cigano (baralho, pandeiro, jóias, moedas etc.).

Sempre que fizer uma oferenda ao espírito cigano, coloque-o nesse altar.

Pote da prosperidade

Material:

Um potinho de barro de boca larga, ou um pequeno tacho de cobre;

Pequenas porções de grãos diversos (arroz, aveia, trigo, cevada, centeio, milho, feijões, lentilha, ervilha, grão-de-bico, trigo mourisco);

Algumas moedas (podem ser antigas);

Algumas folhas de louro;

Uma vela na cor do seu espírito cigano;

Um defumador no aroma do seu espírito cigano;

Um copo de água mineral.

Faça o encantamento na Lua cheia. Vá arrumando os grãos dentro do pote, fazendo camadas alternadas, intercalando as moedas e o louro. Coloque no altar, diante da boneca cigana, com a vela, o defumador e a água, pedindo fartura e prosperidade.

Troque os grãos e as folhas anualmente, aproveitando o pote e as moedas.

Atraindo seu espírito cigano

Para ter permanentemente a proteção e a intuição dadas pelo espírito cigano de sua devoção, use sempre o seu perfume.

Capítulo XII
ANJOS

As correspondências entre anjos do nascimento, aromas e cores vêm sendo estabelecidas recentemente (durante as últimas décadas do século XX); por isso, é possível que ocorram divergências entre autores em alguns detalhes. As informações apresentadas a seguir são as mais freqüentemente encontradas.

1. VEHUIAH

DATAS DE NASCIMENTO QUE REGE: 6 jan; 20 mar; 1º jun; 13 ago; 25 out.

HORÁRIO DO DIA QUE REGE: 00:00 a 00:20 h.

AROMA: lótus.

COR: amarelo.

SALMO: 3.

2. JELIEL

DATAS DE NASCIMENTO QUE REGE: 7 jan; 21 mar; 2 jun; 14 ago; 26 out.

HORÁRIO DO DIA QUE REGE: 00:20 a 00:40 h.

AROMA: canela.

COR: branco.

SALMO: 21.

3. SITAEL

DATAS DE NASCIMENTO QUE REGE: 8 jan; 22 mar; 3 jun; 15 ago; 27 out.

HORÁRIO DO DIA QUE REGE: 00:40 a 01:00 h.

AROMA: sândalo.

COR: amarelo.

SALMO: 90.

4. ELEMIAH

DATAS DE NASCIMENTO QUE REGE: 9 jan; 23 mar; 4 jun; 16 ago; 28 out.

HORÁRIO DO DIA QUE REGE: 01:00 a 01:20 h.

AROMA: raízes.

COR: amarelo.

SALMO: 6.

5. MAHASIAH

DATAS DE NASCIMENTO QUE REGE: 10 jan; 24 mar; 5 jun; 17 ago; 29 out.

HORÁRIO DO DIA QUE REGE: 01:20 a 01:40 h.

AROMA: rosa.

COR: branco.

SALMO: 33.

6. LELAHEL

DATAS DE NASCIMENTO QUE REGE: 11 jan; 25 mar; 6 jun; 18 ago; 30 out.

HORÁRIO DO DIA QUE REGE: 01:40 a 02:00 h.

AROMA: alfazema.

COR: violeta.

SALMO: 9.

7. ACAIAH

DATAS DE NASCIMENTO QUE REGE: 12 jan; 26 mar; 7 jun; 19 ago; 31 out.

HORÁRIO DO DIA QUE REGE: 02:00 a 02:20 h.

AROMA: violeta.

COR: amarelo.

SALMO: 102.

8. CAHETMEL

DATAS DE NASCIMENTO QUE REGE: 13 jan; 27 mar; 8 jun; 20 ago; 1º nov.

HORÁRIO DO DIA QUE REGE: 02:20 a 02:40 h.

AROMA: benjoim.

COR: branco.

SALMO: 94 e 95.

9. HAZIEL

DATAS DE NASCIMENTO QUE REGE: 14 jan; 28 mar; 9 jun; 21 ago; 2 nov.

HORÁRIO DO DIA QUE REGE: 02:40 a 03:00 h.

AROMA: cravo.

COR: branco.

SALMO: 24.

10. ALADIAH

DATAS DE NASCIMENTO QUE REGE: 15 jan; 29 mar; 10 jun; 22 ago; 3 nov.

HORÁRIO DO DIA QUE REGE: 03:00 a 03:20 h.

AROMA: cedro.

COR: verde.

SALMO: 34.

11. LAUVIAH

DATAS DE NASCIMENTO QUE REGE: 16 jan; 30 mar; 11 jun; 23 ago; 4 nov.

HORÁRIO DO DIA QUE REGE: 03:20 a 03:40 h.

AROMA: olíbano.

COR: branco.

SALMO: 17.

12. HAHAIAH

DATAS DE NASCIMENTO QUE REGE: 17 jan; 31 mar; 12 jun; 24 ago; 5 nov.

HORÁRIO DO DIA QUE REGE: 03:40 a 04:00 h.

AROMA: mirra.

COR: violeta.

SALMO: 9.

13. JEZALEL

DATAS DE NASCIMENTO QUE REGE: 18 jan; 1º abr; 13 jun; 25 ago; 6 nov.

HORÁRIO DO DIA QUE REGE: 04:00 a 04:20 h.

AROMA: lótus.

COR: rosa.

SALMO: 97.

14. MEHABEL

DATAS DE NASCIMENTO QUE REGE: 19 jan; 2 abr; 14 jun; 26 ago; 7 nov.

HORÁRIO DO DIA QUE REGE: 04:20 a 04:40 h.

AROMA: canela.

COR: violeta.

SALMO: 9.

15. HARIEL

DATAS DE NASCIMENTO QUE REGE: 20 jan; 3 abr; 15 jun; 27 ago; 8 nov.

HORÁRIO DO DIA QUE REGE: 04:40 a 05:00 h.

AROMA: sândalo.

COR: branco.

SALMO: 93.

16. HAKAMIAH

DATAS DE NASCIMENTO QUE REGE: 21 jan; 4 abr; 16 jun; 28 ago; 9 nov.

HORÁRIO DO DIA QUE REGE: 05:00 a 05:20 h.

AROMA: raízes.

COR: azul.

SALMO: 87.

17. LAOVIAH

DATAS DE NASCIMENTO QUE REGE: 22 jan; 5 abr; 17 jun; 29 ago; 10 nov.

HORÁRIO DO DIA QUE REGE: 05:20 a 05:40 h.

AROMA: rosa.

COR: verde.

SALMO: 8.

18. CALIEL

DATAS DE NASCIMENTO QUE REGE: 23 jan; 6 abr; 18 jun; 30 ago; 11 nov.

HORÁRIO DO DIA QUE REGE: 05:40 a 06:00 h.

AROMA: alfazema.

COR: azul.

SALMO: 7.

19. LEUVIAH

DATAS DE NASCIMENTO QUE REGE: 24 jan; 7 abr; 19 jun; 31 ago; 12 nov.

HORÁRIO DO DIA QUE REGE: 06:00 a 06:20 h.

AROMA: violeta.

COR: amarelo.

SALMO: 39.

20. PALMALIAH

DATAS DE NASCIMENTO QUE REGE: 25 jan; 8 abr; 20 jun; 1º set; 13 nov.

HORÁRIO DO DIA QUE REGE: 06:20 a 06:40 h.

AROMA: benjoim.

COR: branco.

SALMO: 119.

21. NELCAEL

DATAS DE NASCIMENTO QUE REGE: 26 jan; 9 abr; 21 jun; 2 set; 14 nov.

HORÁRIO DO DIA QUE REGE: 06:40 a 07:00 h.

AROMA: cravo.

COR: violeta.

SALMO: 30

22. IEIAEL

DATAS DE NASCIMENTO QUE REGE: 27 jan; 10 abr; 22 jun; 3 set; 15 nov.

HORÁRIO DO DIA QUE REGE: 07:00 a 07:20 h.

AROMA: cedro.

COR: branco.

SALMO: 120.

23. MELAHEL

DATAS DE NASCIMENTO QUE REGE: 28 jan; 11 abr; 23 jun; 4 set; 16 nov.

HORÁRIO DO DIA QUE REGE: 07:20 a 07:40 h.

AROMA: olíbano.

COR: branco.

SALMO: 120.

24. HAHIUIAH

DATAS DE NASCIMENTO QUE REGE: 29 jan; 12 br; 24 jun; 5 set; 17 nov.

HORÁRIO DO DIA QUE REGE: 07:40 a 08:00 h.

AROMA: mirra.

COR: verde.

SALMO: 32.

25. NITHAIAH

DATAS DE NASCIMENTO QUE REGE: 30 jan; 13 abr; 25 jun; 6 set; 18 nov.

HORÁRIO DO DIA QUE REGE: 08:00 a 08:20 h.

AROMA: lótus.

COR: violeta.

SALMO: 9.

26. HAAIAH

DATAS DE NASCIMENTO QUE REGE: 31 jan; 14 abr; 26 jun; 7 set; 19 nov.

HORÁRIO DO DIA QUE REGE: 08:20 a 08:40 h.

AROMA: canela.

COR: branco.

SALMO: 118.

27. IERATHEL

DATAS DE NASCIMENTO QUE REGE: 1º fev; 15 abr; 27 jun; 8 set; 20 nov.

HORÁRIO DO DIA QUE REGE: 08:40 a 09:00 h.

AROMA: sândalo.

COR: amarelo.

SALMO: 139.

28. SEHEIAH

DATAS DE NASCIMENTO QUE REGE: 2 fev; 16 abr; 28 jun; 9 set; 21 nov.

HORÁRIO DO DIA QUE REGE: 09:00 a 09:20 h.

AROMA: raízes.

COR: verde.

SALMO: 70.

29. REYEL

DATAS DE NASCIMENTO QUE REGE: 3 fev; 17 abr; 29 jun; 10 set; 22 nov.

HORÁRIO DO DIA QUE REGE: 09:20 a 09:40 h.

AROMA: rosa.

COR: azul.

SALMO: 53.

30. OMAEL

DATAS DE NASCIMENTO QUE REGE: 4 fev; 18 abr; 30 jun; 11 set; 23 nov.

HORÁRIO DO DIA QUE REGE: 09:40 a 10:00 h.

AROMA: alfazema.

COR: verde.

SALMO: 70.

31. LECABEL

DATAS DE NASCIMENTO QUE REGE: 5 fev; 19 abr; 1º jul; 12 set; 24 nov.

HORÁRIO DO DIA QUE REGE: 10:00 a 10:20 h.

AROMA: violeta.

COR: verde.

SALMO: 70.

32. VASSARIAH

DATAS DE NASCIMENTO QUE REGE: 6 fev; 20 abr; 2 jul; 13 set; 25 nov.

HORÁRIO DO DIA QUE REGE: 10:20 a 10:40 h.

AROMA: benjoim.

COR: verde.

SALMO: 32.

33. IEHUIAH

DATAS DE NASCIMENTO QUE REGE: 7 fev; 21 abr; 3 jul; 14 set; 26 nov.

HORÁRIO DO DIA QUE REGE: 10:40 a 11:00 h.

AROMA: cravo.

COR: branco.

SALMO: 33.

34. LEHAHIAH

DATAS DE NASCIMENTO QUE REGE: 8 fev; 22 abr; 4 jul; 15 set; 27 nov.

HORÁRIO DO DIA QUE REGE: 11:00 a 11:20 h.

AROMA: cedro.

COR: verde.

SALMO: 130.

35. CAVAKIAH

DATAS DE NASCIMENTO QUE REGE: 9 fev; 23 abr; 5 jul; 16 set; 28 nov.

HORÁRIO DO DIA QUE REGE: 11:20 a 11:40 h.

AROMA: olíbano.

COR: branco.

SALMO: 114.

36. MENADEL

DATAS DE NASCIMENTO QUE REGE: 10 fev; 24 abr; 6 jul; 17 set; 29 nov.

HORÁRIO DO DIA QUE REGE: 11:40 a 12:00 h.

AROMA: mirra.

COR: azul.

SALMO: 25

37. ANIEL

DATAS DE NASCIMENTO QUE REGE: 11 fev; 25 abr; 7 jul; 18 set; 30 nov.

HORÁRIO DO DIA QUE REGE: 12:00 a 12:20 h.

AROMA: lótus.

COR: amarelo.

SALMO: 79.

38. HAAMIAH

DATAS DE NASCIMENTO QUE REGE: 12 fev; 26 abr; 8 jul; 19 set; 1º dez.

HORÁRIO DO DIA QUE REGE: 12:20 a 12:40 h.

AROMA: canela.

COR: amarelo.

SALMO: 90.

39. BEHAEL

DATAS DE NASCIMENTO QUE REGE: 13 fev; 27 abr; 9 jul; 20 set; 2 dez.

HORÁRIO DO DIA QUE REGE: 12:40 a 13:00 h.

AROMA: sândalo.

COR: rosa.

SALMO: 29.

40. IEIAZEL

DATAS DE NASCIMENTO QUE REGE: 14 fev; 28 abr; 10 jul; 21 set; 3 dez.

HORÁRIO DO DIA QUE REGE: 13:00 a 13:20 h.

AROMA: raízes.

COR: azul.

SALMO: 87.

41. HAHAHEL

DATAS DE NASCIMENTO QUE REGE: 15 fev; 29 abr; 11 jul; 22 set; 4 dez.

HORÁRIO DO DIA QUE REGE: 13:20 a 13:40 h.

AROMA: rosa.

COR: branco.

SALMO: 119.

42. MIKAEL

DATAS DE NASCIMENTO QUE REGE: 16 fev; 30 abr; 12 jul; 23 set; 5 dez.

HORÁRIO DO DIA QUE REGE: 13:40 a 14:00 h.

AROMA: alfazema.

COR: branco.

SALMO: 120.

43. VEUAHIAH

DATAS DE NASCIMENTO QUE REGE: 17 fev; 1º mai; 13 jul; 24 set; 6 dez.

HORÁRIO DO DIA QUE REGE: 14:00 a 14:20 h.

AROMA: violeta.

COR: azul.

SALMO: 87.

44. IEIELIAH

DATAS DE NASCIMENTO QUE REGE: 18 fev; 2 mai; 14 jul; 25 set; 7 dez.

HORÁRIO DO DIA QUE REGE: 14:20 a 14:40 h.

AROMA: benjoim.

COR: branco.

SALMO: 118.

45. SEALIAH

DATAS DE NASCIMENTO QUE REGE: 19 fev; 3 mai; 15 jul; 26 set; 8 dez.

HORÁRIO DO DIA QUE REGE: 14:40 a 15:00 h.

AROMA: cravo.

COR: branco.

SALMO: 93.

46. ARIEL

DATAS DE NASCIMENTO QUE REGE: 20 fev; 4 mai; 16 jul; 27 set; 9 dez.

HORÁRIO DO DIA QUE REGE: 15:00 a 15:20 h.

AROMA: cedro.

COR: branco.

SALMO: 144.

47. ASALIAH

DATAS DE NASCIMENTO QUE REGE: 21 fev; 5 mai; 17 jul; 28 set; 10 dez.

HORÁRIO DO DIA QUE REGE: 15:20 a 15:40 h.

AROMA: olíbano.

COR: branco.

SALMO: 104.

48. MIHAEL

DATAS DE NASCIMENTO QUE REGE: 22 fev; 6 mai; 18 jul; 29 set; 11 dez.

HORÁRIO DO DIA QUE REGE: 15:40 a 16:00 h.

AROMA: mirra.

COR: rosa.

SALMO: 97.

49. VEHUEL

DATAS DE NASCIMENTO QUE REGE: 23 fev; 7 mai; 19 jul; 30 set; 12 dez.

HORÁRIO DO DIA QUE REGE: 16:00 a 16:20 h.

AROMA: lótus.

COR: branco.

SALMO: 144.

50. DANIEL

DATAS DE NASCIMENTO QUE REGE: 24 fev; 8 mai; 20 jul; 1º out; 13 dez.

HORÁRIO DO DIA QUE REGE: 16:20 a 16:40 h.

AROMA: canela.

COR: amarelo.

SALMO: 102 e 103.

51. HAHUASIAH

DATAS DE NASCIMENTO QUE REGE: 25 fev; 9 mai; 21 jul; 2 out; 14 dez.

HORÁRIO DO DIA QUE REGE: 16:40 a 17:00 h.

AROMA: sândalo.

COR: rosa.

SALMO: 103.

52. IMAMIAH

DATAS DE NASCIMENTO QUE REGE: 26 fev; 10 mai; 22 jul; 3 out; 15 dez.

HORÁRIO DO DIA QUE REGE: 17:00 a 17:20 h.

AROMA: raízes.

COR: azul.

SALMO: 7.

53. NANAEL

DATAS DE NASCIMENTO QUE REGE: 27 fev; 11 mai; 23 jul; 4 out; 16 dez.

HORÁRIO DO DIA QUE REGE: 17:20 a 17:40 h.

AROMA: rosa.

COR: branco.

SALMO: 118.

54. NITHAEL

DATAS DE NASCIMENTO QUE REGE: 28/29 fev; 12 mai; 24 jul; 5 out; 17 dez.

HORÁRIO DO DIA QUE REGE: 17:40 a 18:00 h.

AROMA: alfazema.

COR: amarelo.

SALMO: 102.

55. MEBAHIAH

DATAS DE NASCIMENTO QUE REGE: 1º mar; 13 mai; 25 jul; 6 out; 18 dez.

HORÁRIO DO DIA QUE REGE: 18:00 a 18:20 h.

AROMA: violeta.

COR: rosa.

SALMO: 101.

56. POIEL

DATAS DE NASCIMENTO QUE REGE: 2 mar; 14 mai; 26 jul; 7 out; 19 dez.

HORÁRIO DO DIA QUE REGE: 18:20 a 18:40 h.

AROMA: benjoim.

COR: branco.

SALMO: 144.

57. NEMAMIAH

DATAS DE NASCIMENTO QUE REGE: 3 mar; 15 mai; 27 jul; 8 out; 20 dez.

HORÁRIO DO DIA QUE REGE: 18:40 a 19:00 h.

AROMA: cravo.

COR: verde.

SALMO: 113.

58. IEIALEL

DATAS DE NASCIMENTO QUE REGE: 4 mar; 16 mai; 28 jul; 9 out; 21 dez.

HORÁRIO DO DIA QUE REGE: 19:00 a 19:20 h.

AROMA: cedro.

COR: amarelo.

SALMO: 6.

59. HARAHEL

DATAS DE NASCIMENTO QUE REGE: 5 mar; 17 mai; 29 jul; 10 out; 22 dez.

HORÁRIO DO DIA QUE REGE: 19:20 a 19:40 h.

AROMA: olíbano.

COR: verde.

SALMO: 112.

60. MITZRAEL

DATAS DE NASCIMENTO QUE REGE: 6 mar; 18 mai; 30 jul; 11 out; 23 dez.

HORÁRIO DO DIA QUE REGE: 19:40 a 20:00 h.

AROMA: mirra.

COR: branco.

SALMO: 114.

61. UMABEL

DATAS DE NASCIMENTO QUE REGE: 7 mar; 19 mai; 31 jul; 12 out; 24 dez.

HORÁRIO DO DIA QUE REGE: 20:00 a 20:20 h.

AROMA: lótus.

COR: verde.

SALMO: 112.

62. IAHEL

DATAS DE NASCIMENTO QUE REGE: 8 mar; 20 mai; 1º ago; 13 out; 25 dez.

HORÁRIO DO DIA QUE REGE: 20:20 a 20:40 h.

AROMA: canela.

COR: branco.

SALMO: 118.

63. ANAUEL

DATAS DE NASCIMENTO QUE REGE: 9 mar; 21 mai; 2 ago; 14 out; 26 dez.

HORÁRIO DO DIA QUE REGE: 20:40 a 21:00 h.

AROMA: sândalo.

COR: azul.

SALMO: 2.

64. MEHIEL

DATAS DE NASCIMENTO QUE REGE: 10 mar; 22 mai; 3 ago; 15 out; 27 dez.

HORÁRIO DO DIA QUE REGE: 21:00 a 21:20 h.

AROMA: raízes.

COR: verde.

SALMO: 32.

65. DAMABIAH

DATAS DE NASCIMENTO QUE REGE: 11 mar; 23 mai; 4 ago; 16 out; 28 dez.

HORÁRIO DO DIA QUE REGE: 21:20 a 21:40 h.

AROMA: rosa.

COR: azul.

SALMO: 89.

66. MANAKEL

DATAS DE NASCIMENTO QUE REGE: 12 mar; 24 mai; 5 ago; 17 out; 29 dez.

HORÁRIO DO DIA QUE REGE: 21:40 a 22:00 h.

AROMA: alfazema.

COR: branco.

SALMO: 37.

67. EIAEL

DATAS DE NASCIMENTO QUE REGE: 13 mar; 25 mai; 6 ago; 18 out; 30 dez.

HORÁRIO DO DIA QUE REGE: 22:00 a 22:20 h.

AROMA: violeta.

COR: branco.

SALMO: 36.

68. HABUHIAH

DATAS DE NASCIMENTO QUE REGE: 14 mar; 26 mai; 7 ago; 19 out; 31 dez.

HORÁRIO DO DIA QUE REGE: 22:20 a 22:40 h.

AROMA: benjoim.

COR: verde.

SALMO: 105.

69. ROCHEL

DATAS DE NASCIMENTO QUE REGE: 15 mar; 27 mai; 8 ago; 20 out; 1º jan.

HORÁRIO DO DIA QUE REGE: 22:40 a 23:00 h.

AROMA: cravo.

COR: amarelo.

SALMO: 15.

70. JABAMIAH

DATAS DE NASCIMENTO QUE REGE: 16 mar; 28 mai; 9 ago; 21 out; 2 jan.

HORÁRIO DO DIA QUE REGE: 23:00 a 23:20 h.

AROMA: cedro.

COR: violeta.

SALMO: 91.

71. HAIAIEL

DATAS DE NASCIMENTO QUE REGE: 17 mar; 29 mai; 10 ago; 22 out; 3 jan.

HORÁRIO DO DIA QUE REGE: 23:20 a 23:40 h.

AROMA: olíbano.

COR: branco.

SALMO: 108.

72. MUMIAH

DATAS DE NASCIMENTO QUE REGE: 18 mar; 30 mai; 11 ago; 23 out; 4 jan.

HORÁRIO DO DIA QUE REGE: 23:40 a 24:00 h.

AROMA: mirra.

COR: branco.

SALMO: 114.

73. GÊNIOS DA HUMANIDADE

DATAS DE NASCIMENTO QUE REGEM: 5 jan; 19 mar; 31 mai; 12 ago; 24 out.

HORÁRIO DO DIA QUE REGEM: dia inteiro.

AROMA: verbena.

COR: branco.

SALMO: 22.

Setenário dos anjos

Faça um pedido ao seu anjo do nascimento orando para ele durante sete dias seguidos ou, se seu pedido for urgente, durante sete horas seguidas.

Material:

O texto do salmo do seu anjo do nascimento (encontrado na Bíblia ou no Livro dos Salmos editado isoladamente);

Sete velas na cor do seu anjo;

Sete bastões de defumador (ou um evaporador com essência) no aroma do seu anjo;

Fósforos.

Reflita cuidadosamente a respeito do que deseja pedir; procure expressar o seu pedido com uma frase afirmativa e faça apenas um único pedido, bem claro. Se achar necessário, escreva-o em um pedaço de papel.

Acenda a vela e o defumador (ou evaporador) no local onde faz suas orações. Sente-se (ou ajoelhe-se), relaxe e acalme a mente, concentrando-se no que vai fazer. Recite o salmo do seu anjo, procurando sentir todo o conteúdo do texto. A seguir, faça o seu pedido. Agradeça ao anjo e deixe que a vela e o aroma queimem até o fim, enquanto retorna para suas atividades habituais.

Entrando em contato com seu anjo

Use sempre um perfume feito com o aroma de seu anjo. Se quiser, prepare também sabonetes com esse aroma e use-os após tomar o banho de higiene com um sabonete comum.

Na hora de dormir, acenda em seu quarto uma pequena vela aromática, feita com o perfume do seu anjo.

TERCEIRA PARTE
GUIA PARA A UTILIZAÇÃO DOS AROMAS

Capítulo XIII
AROMAS ENCONTRADOS COMO PERFUMES E DEFUMADORES

AROMAS INDIVIDUAIS

ACÁCIA – sucesso nos negócios, ganhos, proteção, saúde, paz.

ALECRIM – limpeza, proteção, sorte, alegria, amor, fortuna.

ALFAZEMA – clarividência, magia, paz, proteção, harmonia, amor.

ALHO – limpeza, coragem, vitória, exorcismo, resistência.

ALMÍSCAR – sensualidade, paixão, sorte, poder, fertilidade.

ALOÉS (pau-de-aloés) – calma, cura, proteção.

ÂMBAR – paixão, sensualidade, proteção, poder.

ANIS – [ver erva-doce].

ARRUDA – limpeza, proteção, longevidade, magia, sorte.

BÁLSAMO (bálsamo-do-peru) – prosperidade, sucesso.

BENJOIM – exorcismo, proteção, harmonia, amor, paz.

CAMOMILA – paz, bons sonhos, sorte, harmonia, meditação.

CANELA – paixão, sorte, prosperidade, sabedoria.

CÂNFORA – libertação, mudança, crescimento, ruptura.

CAPIM-CHEIROSO – amor, amizade, harmonia, proteção.

CEDRO – clarividência, prosperidade, sucesso, fortuna.

CIPRESTE – concentração, recuperação, sorte, riqueza, harmonia.

COCO – beleza, fertilidade, prosperidade.

CRAVO (flor) – harmonização, cura, energia.

CRAVO-DA-ÍNDIA – exorcismo, proteção, limpeza, amor, vigor, sexo.

DAMA-DA-NOITE (um tipo de cacto) – paixões momentâneas, encontros.

ERVA-DOCE – longevidade, fertilidade, sorte, ganhos, proteção.

EUCALIPTO – proteção, consagração, bons fluidos.

FLOR DE LARANJA – [ver Néroli].

FLOR-DE-LIS – união.

FRANQUINCENSO – [ver Incenso].

GERÂNIO – paixão, exorcismo, proteção, coragem.

HORTELÃ – amor, repouso, prosperidade, libertação.

INCENSO – limpeza, proteção, magia, sucesso, clarividência.

JACINTO – jovialidade, espontaneidade, cura, amor, sorte.

JASMIM – amor, fertilidade, prosperidade, alegria, repouso.

LAVANDA – [ver Alfazema].

LÍRIO – proteção, alegria, felicidade.

LÓTUS – pureza, amizade, fertilidade, amor, sorte, saúde.

LOURO – exorcismo, proteção, ganhos, amor, paz, magia.

MAÇÃ VERDE – abundância, saúde.

MACELA – [ver Camomila].

MEL – harmonia.

MENTA – [ver Hortelã].

MIRRA – exorcismo, proteção, sorte, ganhos, sucesso.

MORANGO – amor, fertilidade, ganhos, clarividência.

MUSK – [ver Almíscar].

NÉROLI (nerol) – calma, energia, otimismo.

NOZ-MOSCADA – clarividência, prosperidade, proteção, repouso.

OLÍBANO – [ver Incenso].

OPIUM – atrai vibrações positivas.

PAPAIA – harmonia.

PATCHULI – exorcismo, magia, poder, proteção, sensualidade.

PÊSSEGO – harmonia, novas amizades.

PINHO – clarividência, magia, proteção, resistência.

ROSA – clarividência, sorte, harmonia, paz, união.

ROSA-MUSGOSA (rosa-mosqueta) – harmonia.

SÂNDALO – proteção, amor, sorte, fidelidade.

VERBENA – criatividade, magia, prosperidade, proteção, sucesso.

VETIVER – sorte, poder, magia, proteção, sucesso.

VIOLETA – amor, harmonia, sorte, paz, mudança.

AROMAS COMBINADOS

COMPLETO – limpeza.

ERVAS – uso geral.

FLORAL/FLORES – relaxamento, bem-estar emocional.

FLOR-DO-CAMPO – uso geral.

FLOR-DO-NEPAL – uso geral.

MADEIRA – harmoniza emoções.

MIL-FLORES – uso geral.

RAÍZES – uso geral.

ROSA-DA-ÍNDIA – favorece ambiente de trabalho.

NOMES DE FANTASIA

ANANDA – limpeza.

CALANDRE – favorece estudo.

ESPECIAL – favorece momentos de amor.

ESPIRITUAL – favorece meditação.

ÊXTASE – favorece romance.

IMACULADA CONCEIÇÃO – favorece meditação.

KASHMIR – uso geral.

KESAR CHANDAN – uso geral.

PREMA – uso geral.

TALCO – uso geral.

TIBETANO – limpeza.

TULASI – uso geral.

VRINDAVANA – uso geral.

Capítulo XIV
AROMAS ENCONTRADOS COMO ESSÊNCIAS CONCENTRADAS OU ERVAS AO NATURAL

ABETO – meditação, calma, cura.

ABSINTO – intuição, mediunidade.

ACÁCIA – [ver Cássia].

AÇAFRÃO – clarividência.

AIPO (sementes) – intuição, clarividência.

ALOE VERA (babosa) – calma, intuição.

AMARÍLIS – calmante, aliviante.

ÂMBAR-CINZENTO – atração, sexualidade.

AMBRETA (hibisco) – sensualidade.

AMMONIACUM (goma amoníaca) – proteção, purificação, exorcismo.

AMYRIS – cura, meditação.

ARNICA (flor) – proteção.

ANGÉLICA – proteção, poder espiritual.

ARTEMÍSIA – sexualidade, vigor.

ASSAFÉTIDA – limpeza, proteção.

AZALÉIA – sucesso, promoção.

BÁLSAMO-DE-TOLU – calma, harmonia, limpeza.

BAUNILHA – cura, sorte, amor.

BÉRBERIS – [ver Uva-espim].

BERGAMOTA – proteção, sorte.

BÉTULA – amor, sedução.

BOIS DE SIAM (madeira do Sião) – meditação.

BORÔNIA – expansão da consciência.

BUCHU – proteção, limpeza.

CÁLAMO – meditação, psiquismo.

CAMÉLIA – sedução.

CANANGA (ilangue-ilangue) – cura.

CAPIM-LIMÃO – abertura espiritual.

CARDAMOMO – atração sexual.

CASCARILHA – energia, cura.

CÁSSIA (acácia) – riqueza, felicidade, sucesso.

CENOURA (semente) – cura, calma, limpeza.

CHAMPACA – equilíbrio, energia.

COENTRO – afrodisíaco.

COMINHO – paz, harmonia.

CORIANTO – [ver Yohimbe].

COSTUS – sensualidade, atração.

CRAVO-DE-DEFUNTO (tagetes) – sucesso, prosperidade.

CUMARU – cura, sorte, amor, atração.

DATURA – atração sexual.

ELEMI – psiquismo.

ÊNULA CAMPANA – intuição.

ERVA-CIDREIRA – [ver Melissa].

ERVILHA-DE-CHEIRO – amizade, sedução.

ESCLAREIA (sálvia escleréia) – cura, calma, alívio.

ESTEFANOTIS – sensualidade, sedução.

ESTORAQUE – estímulo mental.

FENO-GREGO – cura.

FLOR-DA-PAIXÃO (maracujá) – bênção, afetividade, espiritualidade.

FOUGÈRE (feto, samambaia) – psiquismo, clarividência.

FRANGIPANA – paz, harmonia.

FUNCHO – estímulo psíquico.

GALANGA – sucesso, prosperidade, justiça, cura.

GÁLBANO – purificação, espiritualidade.

GARDÊNIA – proteção, paz, calma.

GENGIBRE – sexualidade.

GIESTA – cura, meditação.

GINSENG – vitalidade, cura, proteção.

GLICÍNIA – meditação, psiquismo.

GOIVO – paz, harmonia, proteção.

GRÃO-DO-PARAÍSO – estimulante, afrodisíaco.

HELIOTRÓPIO – meditação, paz, harmonia.

HISSOPO – sucesso, proteção, paz.

ILANGUE-ILANGUE – [ver Cananga].

JUNÍPERO – [ver Zimbro].

LÁDANO – magnetismo, repouso.

LARANJA – cura.

LIGÚSTICA – sensualidade.

LILÁS – paz, harmonia, psiquismo.

LIMÃO – estímulo mental.

LINALOL (aloés) – calma, cura, proteção.

LÍQUEN – energizante.

LÍRIO-DO-VALE – calmante.

LÍRIO FLORENTINO – sedução.

MADRESSILVA – estímulo mental, intuição.

MAGNÓLIA – paz, harmonia.

MANJERICÃO – limpeza, proteção, exorcismo.

MANJERONA – cura, energia.
MÁSTIQUE – estímulo mental.
MELISSA – sucesso, riqueza, amizade.
MIMOSA (acácia) – cura, calma, intuição.
NARCISO – paz, harmonia, calma.
NARDO – expansão da consciência.
OPOPONAX – limpeza, proteção.
ORQUÍDEA – criatividade, psiquismo.
PEÔNIA – meditação, intuição.
PEPINO – cura, alívio, clareza.
PERPÉTUA – bênção, meditação.
PIMENTA – vitalidade, vontade.
RESEDÁ – harmonia, cura.
SÁLVIA – cura, limpeza.
SEMPRE-VIVA – intuição, espiritualidade.
SERPENTÁRIA – limpeza, proteção.
SILINDRA – romance, intuição.
SUMBUL – sedução.
TABACO – vitalidade.
TREVO – sorte, sucesso.
TUBEROSA – limpeza, paz, harmonia.
URZE – cura, harmonia, amizade.
UVA-ESPIM – força, vontade.
VALERIANA – tranqüilizante.
YOHIMBE – afrodisíaco.
ZIMBRO – meditação, intuição, bênção.

Capítulo XV
MISTURAS PARA USOS ESPECÍFICOS*

AROMAS PARA USOS RELIGIOSOS E RITUAIS

ANJO DA GUARDA – angélica, incenso, valeriana, verbena.

BÊNÇÃO – acácia, rosa, trevo, canela, mirra, incenso, benjoim, cedro, sálvia, patchuli.

BÍBLICO – artemísia, benjoim, manjericão, lírio-do-vale, incenso.

DOS SANTOS – artemísia, pinho, sândalo, canela, manjericão, valeriana, incenso, benjoim, estoraque.

PARA MEDITAÇÃO – canela, cânfora, rosa, sândalo, incenso, sálvia, alecrim, moscada, louro.

DO TEMPLO – canela, cedro, incenso, patchuli, sândalo, zimbro, mirra, benjoim.

VIRGEM MARIA – alecrim, calêndula, hortelã, lírio-do-vale, rosa, zimbro, incenso, sândalo.

AÇÃO DE GRAÇAS – mirra, incenso, rosa, gengibre, tomilho, verbena.

CASAMENTO – alecrim, alfazema, benjoim, laranja, murta, rosa, sândalo, incenso, sálvia.

---

* Observação: sempre que estiver escrito "cravo", entenda-se "cravo-da-índia".

FUNERAL – mirra, pinho, opium, salsa, arruda, tomilho, lírio-do-vale.

CÍRCULO DAS SETE FORÇAS – incenso, cânfora, alfazema, benjoim, hortelã, zimbro, mirra.

CONSAGRAÇÃO – arruda, alfazema, incenso, rosa, cedro, mirra, cânfora.

EXORCISMO – alecrim, louro, incenso, benjoim, arruda.

MAGIA – louro, incenso, canela, verbena, patchuli.

AROMAS PARA FAVORECER ASSUNTOS DIVERSOS

AFASTAMENTO – arruda, cânfora, pimenta, incenso.

AMIZADE – alecrim, acácia, incenso.

AMOR – almíscar, benjoim, patchuli, rosa, sândalo.

ANULAÇÃO DE FEITIÇOS – alfazema, arruda, cravo, mirra.

ATRAÇÃO – almíscar, patchuli, canela, verbena, rosa.

AUTOCONFIANÇA – alecrim, almíscar, camomila.

AUXÍLIO ESPIRITUAL – canela, incenso, sândalo.

BENS MATERIAIS – anis, canela, manjericão, noz-moscada, sândalo.

CALMA – hortelã, alfazema.

CLARIVIDÊNCIA – louro, alfazema, sândalo, cânfora.

COMPAIXÃO – rosa, pinho, arruda, melissa.

CONCENTRAÇÃO MENTAL – canela, noz-moscada.

CORAGEM – alecrim, almíscar, absinto.

CURA DE SOFRIMENTOS – estoraque, louro, pimenta.

DINHEIRO – benjoim, canela, murta, noz-moscada.

ESPERANÇA – arruda, camomila, cravo, patchuli.

ESTÍMULO MENTAL – canela, cravo, noz-moscada.

FARTURA – laranja, cânfora, noz-moscada, mirra.

FELICIDADE – alecrim, cananga, jasmim, rosa, sândalo.

FERTILIDADE – cereja, morango, pimenta, pinho, zimbro.

FIDELIDADE – alecrim, manjericão, sândalo.

FIRMEZA – alecrim, almíscar, camomila, pimenta.

FORÇA – almíscar, âmbar, patchuli.

FINALIZAÇÃO – alecrim, hortelã.

HARMONIA – alfazema, camomila, canela, lilás, melissa.

INTUIÇÃO – absinto, anis, louro, incenso, sândalo.

JUSTIÇA – lírio, noz-moscada, sândalo.

LIBERDADE – arruda, cravo, incenso.

LIBERTAÇÃO – acácia, alecrim, hortelã, louro, melissa.

MEDITAÇÃO – alecrim, camomila, incenso.

MEMÓRIA – alfazema, alecrim, benjoim, louro, rosa.

MUDANÇA – absinto, hortelã, incenso, louro, violeta.

NEGÓCIOS – alecrim, canela, noz-moscada, salsa.

PAIXÃO – âmbar, canela, gerânio.

PAZ – alfazema, cravo, incenso, rosa.

PODER – açafrão, almíscar, mirra, patchuli, vetiver.

PROSPERIDADE – alfazema, camomila, canela, louro, noz-moscada.

PROTEÇÃO CONTRA ANIMAIS – almíscar, baunilha, sândalo, zimbro.

PROTEÇÃO CONTRA INTRIGAS – alecrim, arruda, baunilha, cravo.

PROTEÇÃO CONTRA NEGATIVIDADE – cravo, louro, pimenta, tomilho.

PROTEÇÃO CONTRA ROUBOS – alecrim, cominho, madressilva, zimbro.

PROTEÇÃO DE ANIMAIS – hortelã, incenso, pinho, sândalo.

PROTEÇÃO DE SEGREDOS – alfazema, rosa, sálvia, zimbro.

PROTEÇÃO DO LAR – alecrim, arruda, incenso, mirra, sândalo.

PROTEÇÃO GERAL – alfazema, arruda, benjoim, incenso, sálvia.

PROTEÇÃO PSÍQUICA – arruda, cânfora, incenso, pinho, louro, vetiver.

PSIQUISMO – absinto, canela, sândalo.

REGENERAÇÃO – alecrim, pimenta, limão, sândalo.

RELAXAMENTO – anis, camomila, verbena.

RENOVAÇÃO – alecrim, eucalipto, limão.

RIQUEZA – benjoim, cravo, sândalo.

SABEDORIA – angélica, benjoim, cravo, louro, sálvia.

SAÚDE – incenso, mirra, sândalo.

SEDUÇÃO – almíscar, benjoim, incenso, patchuli, pinho.

SEXUALIDADE – almíscar, gengibre, jasmim, corianto.

SONHOS AGRADÁVEIS – anis, camomila, tomilho, verbena.

SONO TRANQÜILO – camomila, opium, verbena.

SORTE – alecrim, almíscar, canela, mirra, rosa, sândalo.

SUCESSO – almíscar, patchuli, vetiver.

TRANSFORMAÇÃO – absinto, incenso, mirra.

VIGOR – almíscar, âmbar, canela, incenso, vetiver.

VITÓRIA – bergamota, cravo, cedro, incenso, louro, mirra.

AROMAS PARA CRIAR CLIMAS TÍPICOS

ÁRABE – almíscar, benjoim, cravo, canela, incenso, sândalo.

CHINÊS – almíscar, cravo, canela, mirra, patchuli, sândalo.

EGÍPCIO – acácia, canela, cedro, incenso, sândalo, mirra.

PERSA – almíscar, canela, jasmim, mirra, incenso, sândalo.

HINDU – canela, jasmim, rosa, sândalo, cânfora.

JAPONÊS – anis, canela, cereja, sândalo.

MEXICANO – baunilha, dama-da-noite, salsaparrilha.

ROMANO – cravo, canela, açafrão, heliotrópio, mirra, incenso.

TIBETANO – canela, cedro, incenso, patchuli, sândalo, zimbro.

AFRICANO – aloés, acácia, almíscar, incenso, corianto.

GREGO – almíscar, jasmim, rosa, corianto.

DEFUMADORES EM TABLETES

São encontrados, nas lojas de artigos religiosos, produtos de diversos fabricantes, com os seguintes nomes:

ARUANDA – para atrair as forças do povo de Aruanda (pretos-velhos).

CHAMA-DINHEIRO – para defumação de prosperidade.

COMIGO-NINGUÉM-PODE – para defumação de limpeza.

CRIANÇAS – para atrair as forças da Beijada.

DA MATA – para atrair as forças de Oxóssi e do povo das matas.

DESCARREGO – para defumação de limpeza.

DIVINO – para desenvolvimento espiritual.

ESPIRITUAL – para desenvolvimento espiritual.

ESTRELA-GUIA – para atrair as forças do povo das águas.

HEI-DE-VENCER – para defumação de limpeza.

IEMANJÁ – para atrair as forças desse orixá.

INDIANO – para atrair as forças do povo do Oriente.

OGUM – para atrair as forças desse orixá.

OLHO-GRANDE – para defumação de limpeza.

OXALÁ – para atrair as forças desse orixá.

SETE FORÇAS – para atrair as forças das sete linhas da umbanda.

VENCE-DEMANDA – para defumação de limpeza.

XANGÔ – para atrair as forças desse orixá.

TINTURAS PARA BANHOS E SABONETES

São encontrados, nas lojas de artigos religiosos, produtos de diversos fabricantes, com os seguintes nomes:

IEMANJÁ – para atrair as forças desse orixá.

OXUM – para atrair as forças desse orixá.

INHAÇÃ – para atrair as forças de Iansã.

SANTO GUERREIRO – para atrair as forças de Ogum.

ACABA-DEMANDA – para limpeza.

XANGÔ – para atrair as forças desse orixá.

OXALÁ – para atrair as forças desse orixá.

GANHA-DINHEIRO – para prosperidade.

MAUS FLUIDOS – para limpeza.

LIMPEZA – para limpeza.

DESCARREGO – para limpeza.

SETE FORÇAS – para atrair as forças das sete linhas da umbanda.

ABRE-CAMINHO – para limpeza.

Apêndice
INTERPRETAÇÃO PSICOLÓGICA DO MAPA ASTRAL

Sob o ponto de vista psicológico, o mapa astral é uma descrição do conjunto dos componentes psíquicos de um indivíduo. Essa abordagem baseia-se na teoria de Carl Gustav Jung, psicanalista alemão, companheiro de Freud. Ao contrário do que ocorreu com Freud, entretanto, Jung não viu o inconsciente como a lixeira pessoal da mente, mas como a fonte de todos os potenciais a serem desenvolvidos ao longo da vida de uma pessoa. Com base em suas experiências profissionais, identificou no conteúdo do inconsciente uma série de "personagens" interiores a que chamou de arquétipos, por serem tipos arcaicos, primitivos, as raízes dos comportamentos conscientes; os arquétipos aparecem nos sonhos individuais e nas representações simbólicas das religiões, que são seus personagens míticos, os deuses e os heróis.

Uma descoberta fundamental de Jung a respeito dos arquétipos foi o fato de que existe um número relativamente pequeno deles, e que eles são universais, repetindo-se nas imagens de todas as culturas, em todos os tempos e lugares. Isto ocorre porque os arquétipos são representações de experiências muito primitivas, a que todos os seres humanos estão sujeitos simplesmente em função de sua existência como seres vivos, vertebrados e mamíferos, primatas autoconscientes, vivendo no sistema ecológico da Terra: claro e escuro, frio e quente, inércia e movimento, terra e ar, fogo e água, em cima e embaixo, protetor e inimigo, atração e repulsão, macho e fêmea, mãe e pai, nascimento e morte, corpo e mente, alegria e dor, e assim por diante.

Ao estudar o simbolismo da astrologia, Jung descobriu que os elementos do mapa correspondem a esses arquétipos, contemplados em seu movimento dinâmico dentro da totalidade da psique. É possível que isso ocorra porque, quando os matemáticos árabes desenvolveram o estilo moderno de estudo astrológico, baseado nas posições relativas de diversos corpos celestes, eles estabeleceram as relações entre os astros e as características pessoais por meio do estudo dos mapas de inúmeras personalidades conhecidas (reis, guerreiros, filósofos, artistas, sacerdotes etc.) já mortas. Assim, os pesquisadores puderam estabelecer, para cada tipo de traço de caráter, um levantamento estatístico dos aspectos mais relevantes do mapa astral, identificando, por exemplo, a ligação entre Marte e atividades guerreiras; entre o Sol e os grandes líderes; e assim por diante. Desta forma, os estudiosos árabes construíram uma forma de linguagem descritiva do psiquismo individual, equivalente à moderna linguagem psicanalítica, só que utilizando imagens simbólicas (os deuses regentes de cada assunto) para descrever os mesmos princípios.

O mapa astral é formado por três tipos de elementos: os sete (ou dez) planetas, os doze signos e as doze casas. O mapa útil para a análise psicológica é o geocêntrico, ou seja, o que tem a Terra no centro do círculo do zodíaco. A razão disso é fácil de entender: como estamos estudando a psique de um indivíduo, o ponto de referência para a localização dos elementos, o ponto central a partir do qual todos esses elementos são vistos, é o ponto da superfície do planeta em que o indivíduo estava localizado ao nascer.

Embora seja impossível apresentar aqui uma informação detalhada a respeito do assunto, podemos dizer que, quando analisamos o mapa natal de uma pessoa, os planetas nos falam a respeito de "quem" (dos personagens arquetípicos que formam nossa psique); os signos falam sobre "como" (as características desses personagens nessa pessoa específica); e as casas falam sobre "onde" (os âmbitos da vida em que os personagens atuam).

QUEM EXISTE: OS PLANETAS

Para efeitos do estudo do mapa astral, o conjunto de arquétipos foi resumido por Jung em cinco, cada um associado a um ou mais dos astros incluídos no mapa natal clássico. O Eu (ego) representa a maneira como a pessoa percebe a si mesma, sua auto-imagem e o modo como ela deseja vir a ser; independentemente do sexo da pessoa, é representado pelo Sol.

O princípio masculino (que Jung denominou Animus) representa o Eu no mapa de um homem e o Outro no mapa de uma mulher, além de simbolizar o lado mais agressivo e dinâmico em qualquer pessoa; é representado pelos luminares Sol (o pai, o marido, o governante), Marte (o amante, o filho, o conquistador) e Júpiter (o protetor, o aventureiro).

O princípio feminino (que Jung chamou Anima) representa o Eu no mapa de uma mulher e o Outro no mapa de um homem, além de simbolizar o lado mais sensível e criativo no mapa de qualquer pessoa; é representado pelos luminares Lua (a mãe, a esposa, a matriarca) e Vênus (a amante, a filha, a sedutora).

A máscara social (que Jung denominou Persona) mostra a maneira como a pessoa se comporta habitualmente, respondendo às expectativas da sociedade, em vez de expor seu Eu desprotegido; é representada pelo Ascendente, que é o signo em que começa a casa 1 do mapa e que simboliza o modo como entramos nas situações e começamos tudo o que fazemos.

A Sombra é o conteúdo do nosso inconsciente pessoal: tudo que reprimimos ao longo da vida, tudo de que temos medo e que sentimos como uma ameaça, tudo que nos deixa inseguros. É representada por Saturno (o que coloca limites e cobra as conseqüências dos nossos atos).

É interessante observar que os três planetas exteriores do sistema solar (Urano, Netuno e Plutão) não estão incluídos nessa descrição, porque ela foi elaborada vários séculos antes de sua descoberta, dando conta de todos os aspectos essenciais da psique com o conjunto dos sete luminares; por isso, atualmente, esses planetas foram incorporados ao sistema descritivo astrológico, mas apenas como forças gerais, de influência coletiva, modificadoras dos princípios individuais.

Dependendo dos aspectos formados entre os planetas, as figuras arquetípicas terão diferentes configurações; por exemplo, o mesmo Sol, conforme sofra a influência de um ou outro dos demais planetas, poderá lembrar-nos um deus diferente ou o personagem de um ou outro mito. Cada planeta proporciona um tipo de influência específica sobre os outros; o Sol confere espírito de liderança e brilho; a Lua dá espírito maternal e instabilidade; Mercúrio proporciona loquacidade e rapidez; Vênus torna sedutor e comodista; Marte dá energia e paixão; Júpiter produz confiança e jovialidade; Saturno dá austeridade e rigidez; Urano torna aventureiro e independente; Netuno dá sensibilidade e imaginação; Plutão dá sentimento de poder e medo de destruição.

Alguns exemplos podem ajudar a compreender isso. Um homem cujo Sol está ligado a Júpiter provavelmente viverá o mito de Zeus, o grande deus autoritário, mas aventureiro; já outro homem, cujo Sol está ligado a Plutão, viverá Hades, o poderoso e ameaçador rei do mundo inferior. Se um homem apresentar o Sol ligado a Marte, provavelmente viverá o arquétipo de Ares; se tiver Marte ligado a Saturno ou Plutão, deverá ter um aspecto de Hefaísto. Um outro homem, cujo Sol esteja ligado à Lua, possivelmente sentirá um forte impulso de ter uma atividade "maternal" como, por exemplo, a administração das necessidades básicas de um grupo de trabalho. Finalmente, um homem cujo Sol está ligado a Vênus, deverá ter um comportamento sedutor, mesmo que isto se manifeste apenas como carisma profissional, e não como conquista sexual.

COMO EXISTE: OS SIGNOS

O signo em que um planeta estava localizado na hora do nascimento da pessoa dá uma coloração especial às características do princípio arquetípico em questão. Áries dá impulsividade e impaciência; Touro, lentidão e possessividade; Gêmeos, dispersividade e dubiedade; Câncer, compaixão e emotividade; Leão, generosidade e orgulho; Virgem, organização e insegurança; Libra, diplomacia e indecisão; Escorpião, reserva e paixão; Sagitário, franqueza e generosidade; Capricórnio, responsabilidade e rigidez; Aquário, idealismo e impessoalidade; Peixes, sensibilidade e imaginação.

ONDE EXISTE: AS CASAS

O mapa astral é dividido em doze casas; cada uma delas corresponde a um domínio da vida. A presença de um ou mais planetas dentro de uma casa indica qual dos nossos personagens interiores deverá manifestar-se através daquele tipo de atividade; essa análise pode ser refinada, observando-se o signo que rege a casa (aquele no qual ela começa) e aquele onde estão situados os planetas (que nem sempre é o mesmo), que indicarão maneiras específicas como a pessoa viverá esse aspecto da sua vida.

A casa 1 fala da personalidade, de como a pessoa é; a 2 fala dos bens materiais e de sua capacidade de obtê-los; a 3 fala de sua habilidade para aprender, comunicar-se e adaptar-se ao meio; a 4 fala do lar ancestral (suas raízes familiares) e do lar que a pessoa quer criar para si; a 5 fala dos divertimentos, da arte e dos filhos (tudo que a pessoa faz para seu próprio prazer); a 6 fala das obrigações: o trabalho cotidiano, os dependentes (crianças, idosos, subordinados, animais) e a própria saúde; a 7 fala do casamento (seu lado formal, as "regras do jogo") e das associações de trabalho; a 8 fala da morte (mudanças radicais, legados espirituais) e do lado afetivo das uniões (morte do Eu nas relações emocionais profundas e na relação sexual); a 9 fala das crenças, da ideologia, da ética, da busca de expansão de horizontes físicos e espirituais; a 10 fala da realização dos projetos pessoais (a carreira, o *status* social, as honrarias); a 11 fala de tudo que ajuda a realizar esperanças (amigos, grupo social, clientela, de cuja opinião depende o sucesso); a 12 fala do que é maior que nós, que sentimos como ameaça: autoridades, doenças, perigos, inimigos, nosso próprio inconsciente e o mundo a que podemos nos abrir emocionalmente.

Os pontos iniciais das casas são chamados cúspides. As cúspides mais importantes para a análise do mapa são a da casa 1 (o Ascendente, que expressa a Persona) e a da casa 10 (o Meio do Céu, que simboliza o modo como a pessoa tende a buscar realização na vida). As outras duas usadas são a da casa 4 (o Fundo do Céu, que fala do modo como a pessoa procura criar seu lar) e a da casa 7 (o Descendente, que indica o tipo de pessoa que o indivíduo procura para se relacionar).

TIPOS DE PERSONALIDADE

Segundo Jung, as pessoas podem se enquadrar em quatro tipos básicos de personalidade, que correspondem às quatro funções conscientes que ligam a psique ao exterior: pensamento, sentimento, intuição e sensação. Cada função é representada simbolicamente por um dos quatro elementos da tradição filosófica ocidental; a intuição é o fogo; a sensação é a terra; o sentimento é a água; e o pensamento é o ar.

No simbolismo astrológico, cada um dos quatro elementos rege três signos. O fogo rege Áries, Leão e Sagitário; a terra rege Touro, Virgem e Capricórnio; o ar rege Gêmeos, Libra e Aquário; e a água rege Câncer, Escorpião e Peixes.

O tipo psicológico predominante da pessoa pode ser determinado verificando-se qual dos elementos tem mais planetas (além do Ascendente) localizados em seus signos. Se dois elementos tiverem o mesmo número de planetas, o dominante será aquele em que está o Sol; o outro será seu auxiliar.

É importante também observar qual o elemento que tem muito poucos ou nenhum planeta: este é o elemento menos desenvolvido pela pessoa, que provavelmente terá problemas quando precisar lidar com situações que envolvam a função mental a ele relacionado.

BIBLIOGRAFIA

NATASHA, Ana da Cigana; e NAZIRA, Edileuza da Cigana. *Mistérios do povo cigano.* Rio de Janeiro: Pallas, 1995.

Banhos de Descarga e Amacis. Rio de Janeiro, Eco, s. d.

OXUM, Dalva da. *Os espíritos ciganos* (vol. I). Rio de Janeiro: Cabala, 1995.

DIONE, Arthur. *Jung e astrologia: uma interpretação dos mapas astrais segundo os arquétipos junguianos* (trad. Cláudia Gerpe Duarte). Rio de Janeiro, Nova Fronteira, s. d.

DUNWICH, Gerina. *Wicca: a feitiçaria moderna* (trad. Angela do Nascimento Machado). Rio de Janeiro, Bertrand Brasil, 1992.

GASPAR, Eneida Duarte (org.). *Anuário Afro-Brasileiro.* Rio de Janeiro: Pallas, 1998.

GEVEGIR, Rodrigo e CARNEIRO, Orlando Gomes. *Ciganos: mistérios, encantos, magia.* Rio de Janeiro: Jornaerj, 1997.

MICKAHARIC, Draja. *A magia de todos os tempos* (trad. Ieda Moriya). São Paulo, Best Seller, s. d.

MILLER, Richard Alan e MILLER, Iona. *A utilização ritual e mágica dos perfumes* (trad. Raffaella de Filippis). Rio de Janeiro: Record, 1991.

Salmos: encontre o seu anjo da guarda e a prece certa para receber ajuda. Ed. Alto Astral, s. d.

SMITH, Steven R. *O livro dos incensos* (trad. Celina Barbosa). São Paulo, Roca, 1994.

Este livro foi composto na tipologia Palatia no corpo 12 e entrelinha 14. Para os títulos foi utilizada a tipologia Optma no corpo 16 entrelinha 19. Impresso em papel of set 75 g/m²